養生七不可指南書

杉田玄白に学ぶ長生きの秘訣

特定非営利活動法人
杉田玄白・小浜プロジェクト編・発行

杉田玄白の自画賛像（早稲田大学図書館蔵）

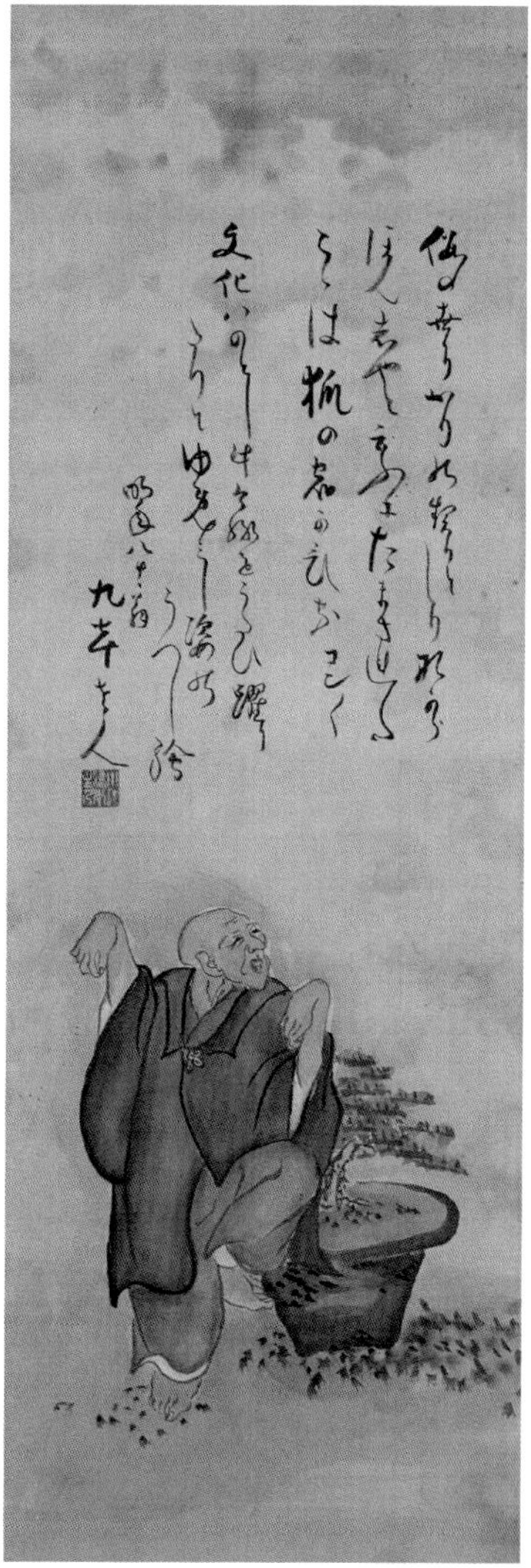

〈自賛して曰く〉

仮の世にかりの契りとしりなから
ほんしゃと言ふにたまされた
ここは狐の宿かひなコンコン
文化八のとし此今様をうたひ躍り
たりとゆめミし姿の
うつし絵

明年八十翁

九幸老人

〈踊る玄白〉

この玄白の踊る姿はどうだろう、とても蘭学者のお堅いイメージにそぐわない。八〇歳にもなる玄白先生の、今様歌を唄いながら「踊ることこそ楽しけれ」とばかりに、手を振り脚を上げての、いかにも飄逸で愉快な様子は、まさに「養生七不可」の実践の賜物であろうか。

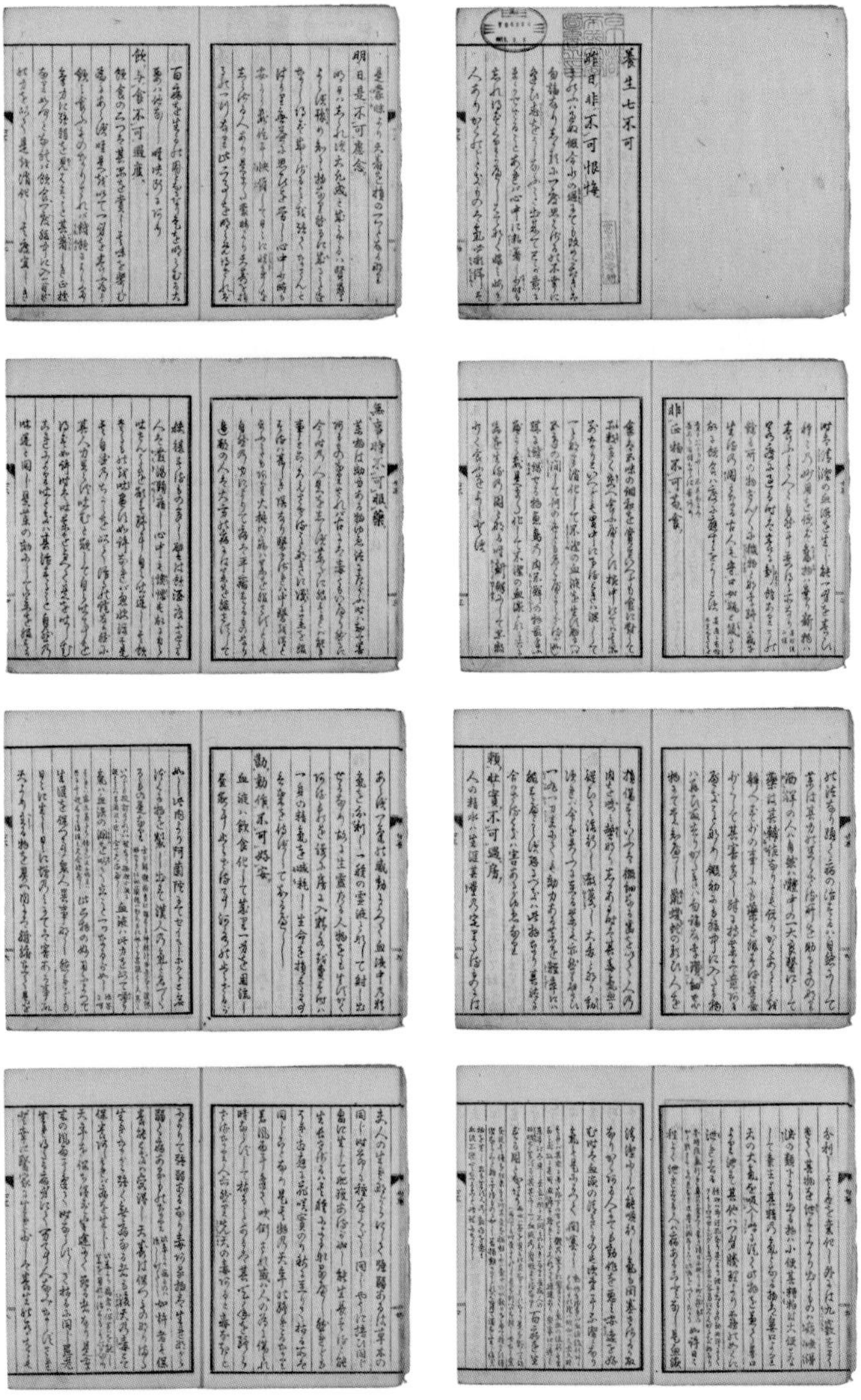

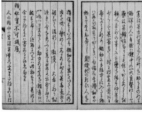

『養生七不可』（京都大学附属図書館蔵　富士川文庫）

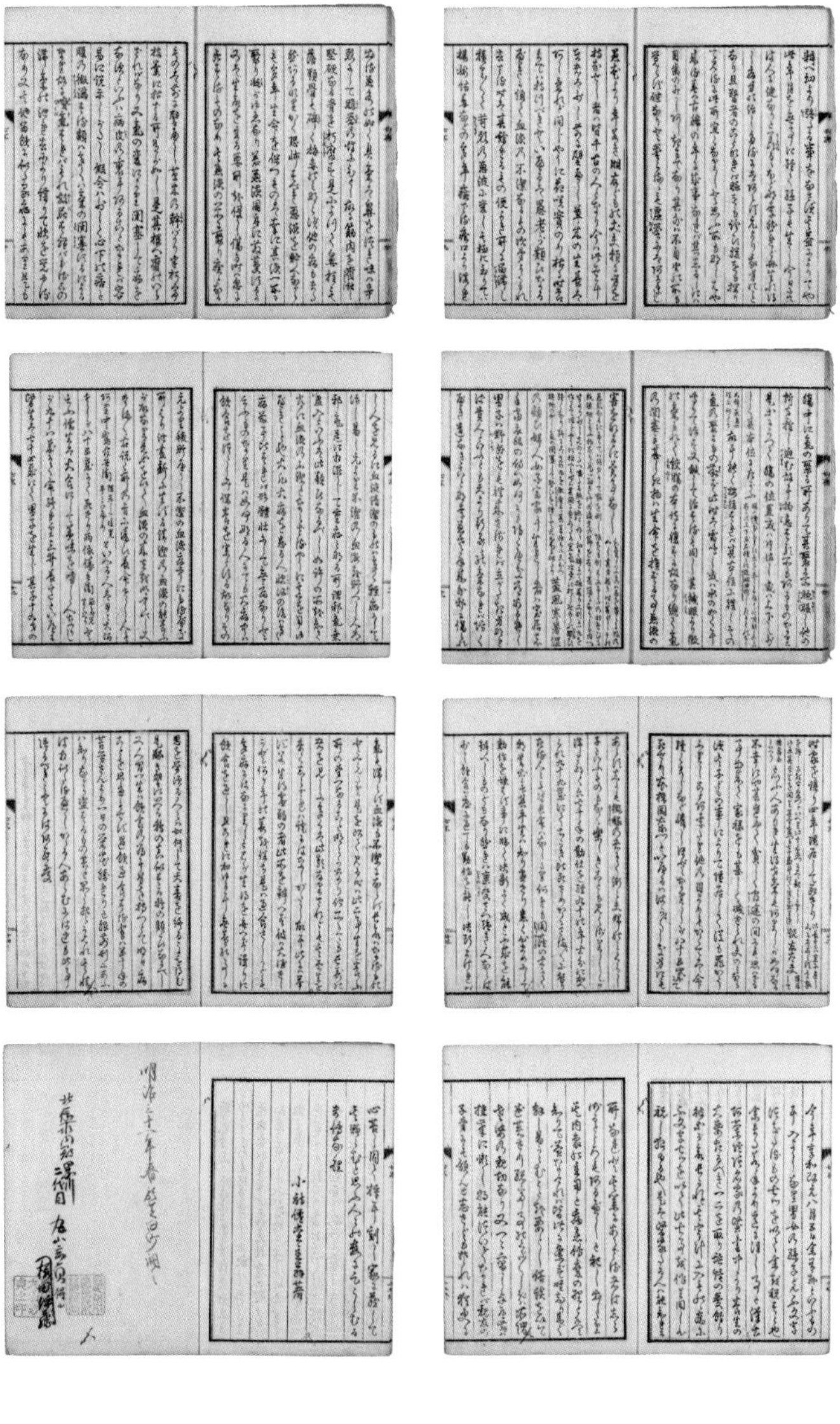

世界調査でわかった和食の特色

（本文22ページ参照）

5分割で両方摂っている日本人の割合（%）

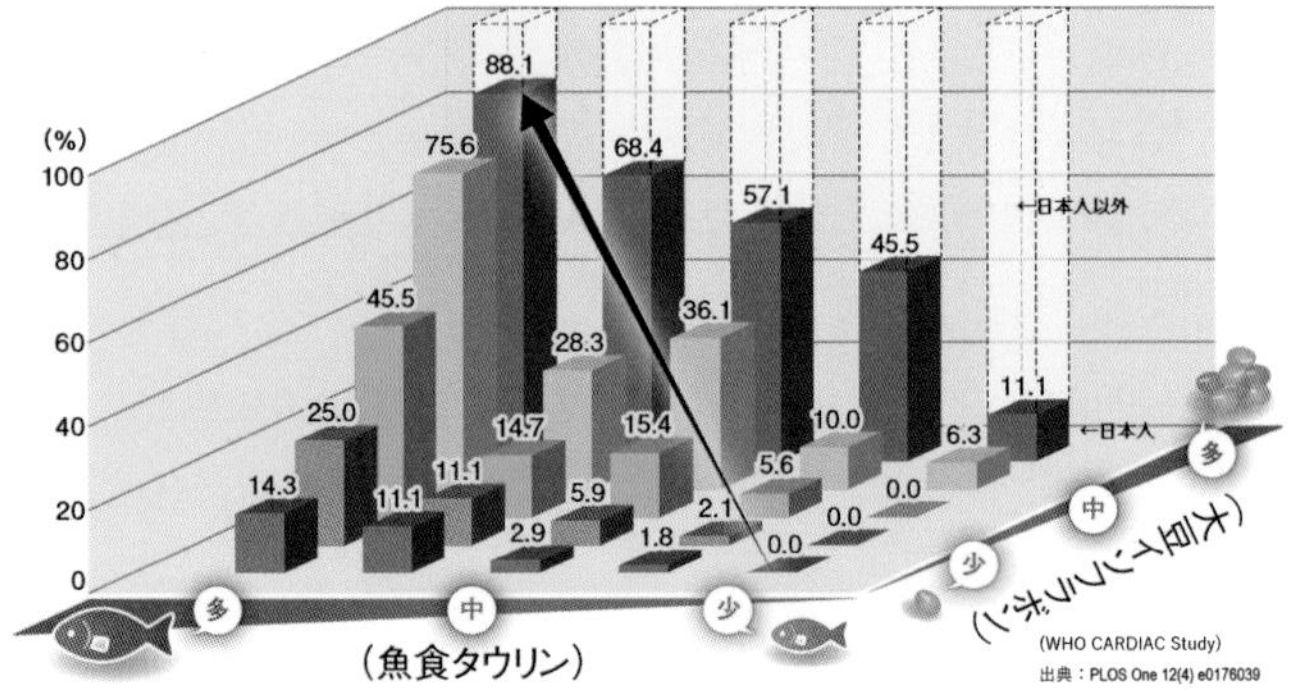

世界中の50代前半、合計1万4000人の尿を採取して、大豆と魚のマーカー（それぞれイソフラボン、タウリン）を測りました。世界中の人びとを、大豆と魚のマーカー摂取量で25グループに分けました。大豆の摂取が一番少ない人から多い人まで5分割、魚も5分割で合計25グループです。その中で大豆も魚も一番多いグループの日本人の割合は、なんと世界の9割にのぼるのです。そして、大豆も魚も一番少ないグループに日本人はゼロという結果でした。大豆と魚を摂っていることが、まさに日本食の栄養的特長だとわかったのです。

玄白先生のダブルワーク

（本文94ページ参照）

藩医（本務）／診療所（副業）の業務件数比較

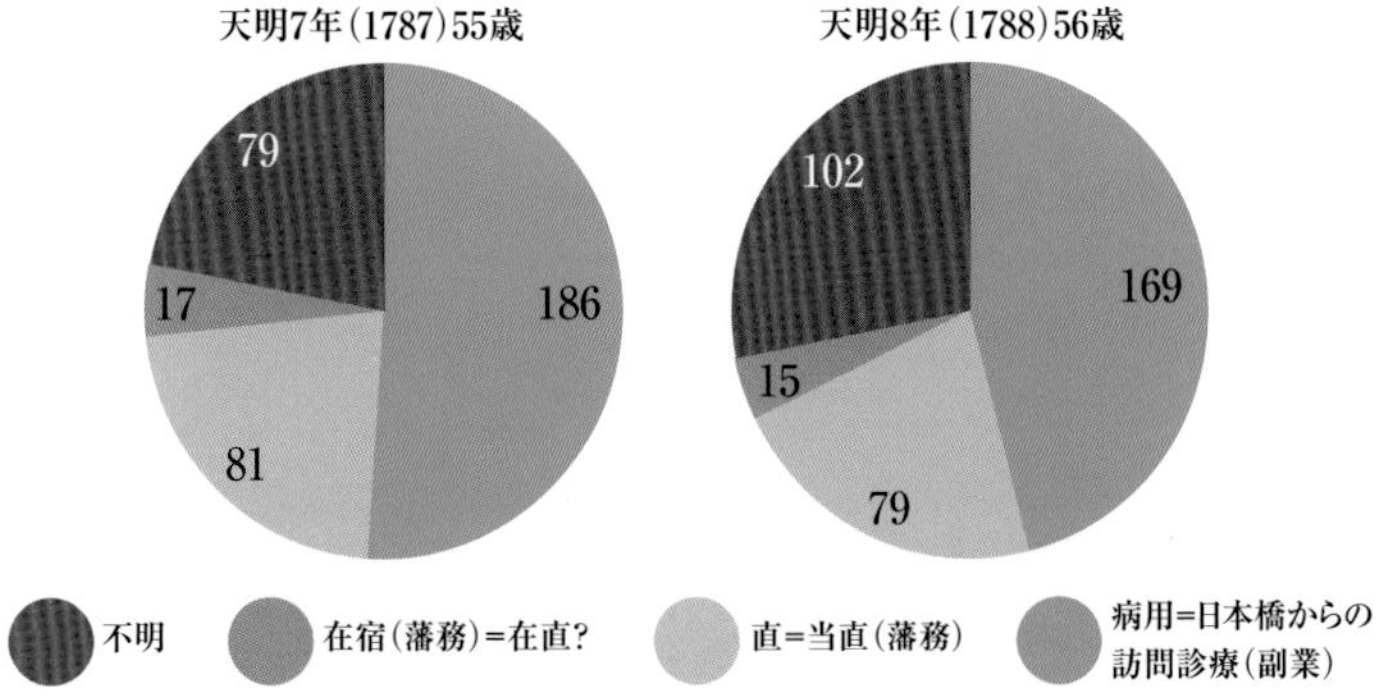

杉田玄白『鶚齋《いさい》日録』より山村修集計

はじめに

特定非営利活動法人杉田玄白・小浜プロジェクト理事長
小西 淳二

近代医学の先駆者である杉田玄白は長生きの人でした。

その玄白の一大事業である『解体新書』の出版は、玄白が四二歳の時に実現しています。同書を翻訳中に、玄白に付けられたあだ名が「草葉の蔭」でした。体が頑健でない玄白を揶揄したあだ名でしたが、案に相違して玄白は長生きしたのです。

なんと、玄白は八四歳まで生きて、しかも、六三歳で子どもをつくっています。

誰しも思うのは、江戸の時代に玄白はどうしてそんなに長生きできたのかということでしょう。

享和元年（一八〇一年）は玄白古稀の前年ですが、有卦（陰陽道で七年間は吉運が続く）に入る年にあたり、その年の八月五日、玄白の子や孫たちが「不」の字のついた七つの品を玄白に贈って祝ったといいます。

そのお礼として、玄白が健康を保つための七つの心得を「不」の文字を使って書き出したのが「養生七不可」です。

玄白自身は「養生七不可」をもって、「七つの大罪」ならず。七つのしてはいけないことを説いています。それは、心の持ちようから飲食のこと、薬の服用から性の交わり、体を動かすことまで、生活の全般にわたっての「すべからず」の提言でした。

その詳細は本書最終章の『養生七不可』現代語訳でご紹介しますので、ここでは要点のみに触れておきますと、それぞれ以下のようです。

一、昨日の非は悔恨《かいこん》すべからず：昨日のことは恨んだり悔やんだりしない。
二、明日の是《ぜ》は慮念《りょねん》すべからず：明日の事をあれこれと思い悩まない。
三、飲と食とは過ごすべからず：飲み過ぎ、食べ過ぎをしない。
四、正物《しょうぶつ》に非ざれば苟《いやしく》も食すべからず：不自然なものは食べない。
五、事無き時は薬を服すべからず：なんでもない時は薬を用いない。
六、壮実を頼んで房を過ごすべからず：元気だからといって房事にふけってはいけない。
七、動作を勤めて安を好むべからず：まめに身体を動かして、安逸に流れない。

どうでしょう。玄白の「養生七不可」は、現在の健康法に十分に通じているようです。

二〇一七年に福井県小浜市の食のまちづくり課では、玄白没後二〇〇年記念行事の一つとして、『養生七不可』を現代の世相に合わせた『現代版養生七不可』を全国公募し、千件を超える応募を得て、七件の受賞作を発表しています(1)(2)。

今回は、杉田玄白賞受賞者を始め、医学や生活学の専門家に求めて、現代を生きるための「養生七不可」を考えていただくことにしたのです。そして、七不可に相当する「心」、「食」、「薬」、「性」、「運動」に、現代的課題として「高齢」を加えて、六つのテーマで文章を寄せていただき、当NPO法人のホームページに連載してきました。

それぞれのご専門の立場からの文章は、現代版「養生七不可」としてたいへん評判がよく、多くの方々に好感をもって迎えられ読まれています。そこで、さらに多くの方の座右にと、それらの文章を一書にまとめることにしました。

本書を編むにあたり、杉田玄白研究の第一人者、片桐一男先生の『養生七不可』を巡っての特別寄稿と、さらに『養生七不可』の現代語訳を加えて、『養生七不可指南書～杉田玄白に学ぶ長生きの秘訣』として出版することとなった次第です。

玄白は、『養生七不可』の刊行からさらに一六年を生き、その晩年を、時に体の不調を訴えながらも、体も健やかに心も活発に過ごしていたといいます。

現在、我が国は世界でも例をみないほど急速に少子高齢社会を迎えています。この時代には、単に寿命を伸ばすのみならず、健康で自立した生活ができる「健康寿命」を伸ばすことが大切になってきました。江戸時代を生きた杉田玄白の教えが、現代に生きる私たちが健康寿命を全うするためのよき指針となることを心から望んでいます。

注

(1)「現代版養生七不可」の全国公募：杉田玄白没後２００年記念誌『近代医学を拓いた杉田玄白』、四三〜五一頁、二〇一九年

(2)「現代版養生七不可」の閲覧：御食国若狭おばま食文化館ホームページ http://www1.city.obama.fukui.jp/obm/mermaid/youjoushichifuka/

目次

特別寄稿

古稀の玄白、歩いて、歩いて、

―『養生七不可』の実践―

片桐一男

享和元（一八〇一）年、この年、小浜藩医の杉田玄白は、来年古稀を迎える歳になっていた。誕生日は九月一三日。

この間、いろいろなことが想い出される。

発端 ― きっかけ ―

明和三（一七六六）年の春、前野良沢のさそいで、長崎屋を訪問、参府随行中の阿蘭陀《オランダ》大通詞《おおつうじ》、西善三郎に面談。豊富な経験にもとづく西の説得で、玄白はオランダ語の学習を早々に断念。良沢はひそかに長崎に遊学。

漢・蘭両書の人体構造図の相異を確認したい慾求が、四日の観臓実見につながった。

オランダの解剖書『ターヘル・アナトミア』の正確さに驚嘆。玄白は、矢も楯もたまらず同書の訳出を訴える。翌五日、鉄砲洲の中津藩医前野良沢の宿所に初会集。

会読方針

1．オランダ語学習の必要。

2．人体仰伏全象図と説明の符号を考え合わせて、本文のみを訳出。

の二点に絞られた。

オランダ語の学習

懇請による良沢の入門書、夏に出来る。

1．点例考 ― 蘭文中の記号説明。

2．蘭訳筌《らんやくせん》 ― 簡単な蘭文訳読法。

オランダ語学習の師匠は、中津藩医で会読会の盟主、前野良沢、生徒は

小浜藩医　杉田玄白

小浜藩医　中川淳庵

官医　　　桂川甫周

会読と孤独の作業

昼の会読は師弟平等。即夜の翻訳作業は玄白の孤独の作業（漢文にまで仕立てる）。
血の滲むような会読の様子は「フルヘッヘンド」の訳語決定の例に活写されている。
医学界の一新を狙う玄白の頑張り、草稿十一回の書き直し——積み重ね蓄積、議論の空回りの回避。

人選の妙、運営の妙

・親友平賀源内を会読の会に入れないよう腐心。
・少数精鋭に徹する。
昼の集団思考会読、即夜の孤独の翻訳は医学界**全**体一新の中における個人（**個**）の役割。
議論の空まわり回避のための玄白の配慮腐心。

『解体約図』刊行の決意

玄白門下と小浜藩で責任を負う決意表明。

後藤梨春の筆禍を怖れる

後藤梨春『紅毛談』筆禍を怖れた配慮・政治性の対応。

「解体新書」公刊をめぐる政治性の発揮

・将軍・世子《せいし》・幕閣への事前進献。

・京都の公家衆への事前進献。

「鷧斎日録《いさいにちろく》」から

杉田玄白の日記『鷧斎日録』を読んでみる。

享和元年七月
廿四日　同秋暑強　本庄・近所歩病用。
廿五日　同　近所・丸内・小川丁・下谷病用。
廿六日　同涼　蔵前・吉原病用。
廿七日　同　村松町病用、曇、夜私宅病論会。
廿八日　曇　近所・下谷病用。
廿九日　同　□□亭軍談。
卅　日　同　大蓼採参、秋暑甚、近所、丸内、月池病用。
などと簡潔な記述が続く。
九月
三日　風雨　近所病用、長崎屋源氏、伯元着。
四日　晴　近所・浅草病用、夜御会読。

八日　晴　道恕宅軍談。
廿一日　曇且晴　道恕亭源氏。
廿二日　晴且曇　近所病用墓参、夜神戸病論会。
廿三日　曇　道恕亭軍談。（以下省略）
十月
四日　晴　横山町病用、私亭源氏会。
五日　同　近所・浅草・本庄病用。
六日　同　道恕亭軍談。
七日　同　不快在宿。
十一日　雨　牛込診、夜立庄□□宅病論会。

などと終りなく続く。カルテのような簡潔な記載。とびとびに、一斑《いっぱん》をみたにすぎない。が、遠近とりどりの往診に出向いている。まずまず元気な様子。だが、「不快在宿」と書き付けて休まざるを得ない健康状態の日も眼に付く。痛々しい。玄白は生来、決して頑健な人ではなかった。

それよりも、眼につくことは、「病論会」とか、「軍談会」、「源氏会」などという会によく出かけている。自宅にも会場を引き受けている。享和元・二年の交だけでも「病論会」が毎月一回、「軍談会」「軍書会」「軍談」などという会が月に二・三回、「源氏会」「源子会」「源会」などというのが毎月一回、「俳諧」の会もよく催されている。その間をぬって「劇場」へもよく出かけている。

雨の日も、風の日も、遠近往診に歩き、勤勉であるが、各種の会合にも足まめに出かけている。名士だけに宴会に招かれることも多く、遊山にさそわれることも多いようだ。「軍談会」や「源氏会」は、江戸時代、大いにはやって、玄白も好みのように見受けられる。

注目すべきは「病論会」ではなかろうか。試みに日記からメンバーを拾ってみる。玄常、斯波栄碩、石川安哲、目黒道琢、川村寿庵、新富、神戸周悦、加川、利光、新城、藤坂道恕、南前、長谷川、山本済川、新家などと、十数人を数える。これらが、毎月、廻り持ち会場をつとめて、医学上の情報交換を行っていたようだ。席上、話は世上の風評、政治や海外情報から、趣味に至るまで飛び交い、馳走し合うことも常のことであったと見受けられる。

『養生七不可』

八月五日に、玄白が古稀の前年、いよいよ有卦《うけ》に入る日にあたるというので、一族や門人が祝宴を催し「不」の字のついた七品を贈って、玄白の健康を祈った。

そこで、玄白は子孫のため養生の大要を「七不」に因んで書き記し、贈ることにした。

出来上った刷物が『養生七不可』。
一、昨日の非は悔恨すべからず。
一、明日の是は慮念すべからず。
一、飲と食とは度を過ごすべからず。
一、正物に非《あらざ》れば苟《いやしく》も食すべからず。
一、事なき時は薬を服すべからず。
一、壮実を頼んで房を過すべからず。
一、動作を勤めて安を好むべからず。
と、漢文で七ヶ条。それぞれの箇所のあとには、和漢蘭の諸書や体験的実例を引いて、玄白らしい解説をつけている。

説くところは、今日いうところのメンタルな面における健康管理。

第一条と第二条は、過ぎ去ったことをいつまでもクヨクヨしていないこと、これから先のことをあれこれ取り越し苦労をしないこと、といっている。この二事を明らかにできないことが、「百病を生ずる原因」であると指摘。これをはっきりさせる「大要」は、ただ、「決断」にある、といっているあたりは、いかにも玄白らしい。

第三条と第四条は、要するに食養生としては、暴飲・暴食を慎み、新鮮なものを適量に抑えるように、ということ。

第五条は薬に頼りすぎないこと。第六条は、「房事」すなわち「性生活（セックス）」を「過しすぎないよう戒めている。

第七条は、これがもっとも大切なことであるとして、身体をよく動かし、安逸に流れないことを強調している。玄白の説明を心して聞かねばならない。

「血液」は「飲食」が「化」して出来、身体を周流している。この「血液」の内から「気」を「製し出す」。「血液」は「此力（＝気）」を以て「順《めぐ》り」、「気」は「血液の潤《うるおい》」を以て「立」ち「一つ」なるものである。「血液」と「気」の「妙用＝働き」によって人は「生涯」を保っている。しかし、「日々生し」「日々増」すだけでは「害」を生ずる。そこで「天」より与えられている「臓腑」で「分離」「変化」させて「九竅《きゅうきょう》（九ツの穴）」で「害になる物」を「泄《す》」てる。「上」から出るものは痰《たん》　唾《つば》　洟《はなみず》　涕《なみだ》」。「下」より出るものは「小便」「大便」。その「精の気」となる物は「鼻」によって「天の大気」を「吸入」し、「呼」に従って、この物を「鼻口」から「泄《もら》」すのである。だから「日々程よく泄《も》れ去る人」は「病」にならない。これは「血液」が「清潔」でよく「順行」「気」も「閉塞」しないためである。したがって、「動作」を「悪《にく》み」働かないで「安逸」を好むときは「血液」が「不潔」となり、「気」も「閉塞」してしまい、「百病」を生ずる原因となる。だから「動作を勤めて安を好むべからず」と戒めるのである。

養生法としては、貝原益軒の『養生訓』が有名。しかし、童蒙《どうもう》にも理解させるよう噛んで含めるごとく、くどくどと繰り返し述べるところが多く、あまりにも長文である。それにくらべて、『養生七不可』は、わかりやすく、短い文言で養生法のきわめて実践的な必要を示している。時を超えて、立派に通用する戒めの文となっている。「キャッチフレーズ」作りの、玄白は名手であったと云える。

「人事不省《じんじふせい》」を嗤《わら》って

享和二年、いよいよ古稀の年。元気に迎えた。ところが、三月に入って十二日、朝、蔵前辺の病用をすませて、雨模様のその晩は月に一度の「病論会」。蕎麦《そば》をご馳走になって帰宅した。が、夜半より発熱、灼《や》けつくような熱。百人が百人とも逃れられない大流行の、世間でいう薩摩風におかされたらしい。日記は十三日で跡《と》切れてしまう。吃逆《きつぎゃく》（しゃっくり）を発し、嘔気《おうき》（はきけ）はげしく、病態悪化、二十一日に至って「人事不省」におちいった。世人はもう助からない、と思った。が、二十三日、ようやく病魔も峠を越し、持ち直すことができた。

四月に入って日記再続。五日になって、やっと床をあげ、十一日の条に、自分が「危篤」状態におちいって「三日間」も「人事不省」状態であったと聞かされたことを「戯賦」に嗤《わら》うほどにまで回復した。

とはいうものの、欠けた日記の欄外を見ると、周囲の人びとが懸命の看病に当たってくれた様子が追記されている。なかでも、石川・川村の両医師は、連日、診察、処方・投薬につとめ、看病に当たり続けた。

看病に当たった医師団の面々は、実は「病論会」に集う医師たちであった。医師たちが処方し、飲ませてくれた薬物が、ことに輸入の高価な薬物名が、その処方どおりに記録されている。さすがは蘭方医師玄白である。

病論会の医師団が懸命の治療に当たり、強靭な玄白がこれに感応して、弱い肉体の炎を消しさることをせずに持ちこたえた。九死に一生とは、まさにこのことであった。

古稀と、その後の生きよう

いよいよ古稀の日を迎えた九月十三日の条には「墓参、近所病用」とのみ書き付けられている。常の日と変わりない。

翌十四日、主君酒井侯から「御羽織」を頂戴。十五日には若殿様からも「小袖」が贈られた。二十六日、藩邸内の重臣を招いて、感謝の宴を催した。二十八日に至り、「近所・本庄病用」を早めにすませ、この日こそは気心のあった医者仲間をはじめ、蘭学社中の人びとや、各種の会を通じて昵懇の友を招いて、心おきなく盃を重ねることができた。玄白は例によって「朋友医来飲」と五文字を書き付けているのみである。往診に歩き続けた、その年の大晦日に、

老いらくの　うかれ心や　年忘れ

などと軽やかに書き付けて暮れた一年であったが、明けて享和三年元日、

一ツ年　増ともよしや　花の春

と、まずは元気に、のどかに新春を迎えた。人事不省から生きかえったとき、「是の風流のために換骨し来る」などと、戯れに賦して嘯いとばしてみせた玄白であったが、やはり、

寄る年波はいかんともしがたく、

古稀哀老加新年　　古稀哀老新年を加う
奉寿一家称万年　　寿を奉じて一家万年を称す
総是園林春似旧　　すべてこれ園林の春旧に似たり
児孫惟有増前年　　児孫ただあり前年に増すを

と、二日の条に書き記す。「病論会」「道恕会」「俳会」「軍談会」「源氏会」なども続いている。

間を縫って、

あせ路や　あんよは上手　若菜摘
梅見るも　命なりけり　老いの坂

と、孫の手をひき、あるいは散歩に、あるいは見物に、歩を延ばす。
「界丁」や「吹屋町」の「戯場」を訪れて楽しむこともしばしば。季節が移って、

なからへて　聞も嬉しや　蚊の初音

「墨水船行花開八分」を愛でて、

いつまでも　死心なし　花の下

などと、いったんは「蓬莱に向」い、「換骨」して舞い戻った玄白の日々は、「不快在宿」

の日を交えながらも「病用」に歩き、「風流」に歩く日が見事に絡み合って進んでいる。元来「頑健」の二文字からほど遠い玄白が、このころ「生来経過、今日に至る二万何千日」と、よく口にし、一日一日を大切に生き、楽しんでいる。これが結果として、あと十五年間も続く、驚嘆すべき十五年の最晩年に「世に在る絶筆」として、あの『蘭学事始』をものして、愛弟子に託した。玄白における「精神」と「肉体」の「健全」を保ち得た秘密はどこにあったか。玄白は明快に答えている。「弱い自分」が「無事に健康」を保ち得たのは「努力」の「継続」にあったのだと。子孫に示し与えた『養生七不可』の第七条を、生涯、実践し続けたのである。人生に対する達観の名言「医事不如自然《いじはしぜんにしかず》」を遺《のこ》した玄白は「老い」を「生きぬく達人」であったと、いえよう。

テーマ：食

みんなで小浜を健康寿命トップの町に

家森 幸男

コロナ禍の試練も3年目を迎え、まず自分が健康でなければ、他の人も健康にできない、健康づくりは皆が力を合わせる連帯作業だと学びました。この酷しい試練の先に明るい未来を拓くために、今こそ小浜市をあげて健康長寿の町づくりをしましょう。

今から四〇年前の一九八二年、WHO（世界保健機関）は、初めて食塩摂取の目標値を一日六グラム（今では五グラム）と専門委員会で決めました。それは、要介護の〝寝たきり〟や認知症の原因として多い高血圧や脳卒中を防ぐためです。その目標が重要な事は、私共が十数年をかけて開発した、人と同じように脳卒中を起こすラットでも食事が重要で、減塩や大豆、魚の蛋白質、食塩の害を防ぐ野菜・果物に多いカリウム、乳製品に多いマグネシウムなどで、脳卒中が予防出来る事が実証されたからです。そこで、その目標値が全ての人に当てはまるかを検証する世界健診を提案し、二年かかって百万ドルの研究基金を日本で集め、WHOに寄附し、世界六一地域での脳卒中など循環器疾患と栄養の健診を一九八五年に開始出来ました。

この研究は、塩なしでの食生活で高血圧もなかったマサイ族から、海抜三七〇〇メートルの高地で塩茶、バター茶を多飲して重症高血圧の多いチベット族まで、まる一日の二四時間尿を集めて貰い、塩分摂取と高血圧や脳卒中死亡率との正相関を実証しました。そして、日本食の特色も三〇年余にかけてようやく分かりました。二四時間尿による栄養チェックという、同じ物差しで世界の様々な民族の食事を比較した初めての研究で分ったのは、大豆のイソフラボン、魚のタウリンを摂っている人では、動脈硬化で心臓の血管が詰まる心筋梗塞が少なかったのです。実は日本人は、世界一、大豆・魚の両方を食べているのです。そのため、寿命に影響する心筋梗塞の死亡率が先進国中で最低で、世界一の平均寿命が保たれているのです（口絵のグラフ「世界調査でわかった和食の特色」参照）。

しかし、大豆・魚を常食する人は食塩も多く摂取しているので、二〇〇一年から〝健康ひょうご二一県民運動〟では、ご飯と共に大豆や魚を減塩食で摂ることを勧めたのです。

その結果、十年目の健診では、一日の食塩摂取量の平均値は一二グラムから一〇グラムに減り、大豆・魚を摂っている事が尿で検証された人では、動脈硬化を抑える善玉ＨＤＬコレステロールが多く、認知症の予防も期待出来る血液の葉酸値が高かったのです。

しかし、大豆・魚を良く食べている人は、あまり食べてない人に比べて食塩の摂取が一日約五グラムも多かったのです。これでは心筋梗塞が減らせて平均寿命は延びても、高血圧から脳卒中になる人が増え、〝寝たきり〟、認知症が増え健康寿命が一〇年も短くなります。

これは、兵庫県の話だけではないのです。かつて福井県から長寿健診を依頼され、小浜市で二四時間尿を集め分析しましたが、さすがに海の幸に恵まれた小浜の方は魚からのタウリン量が多く、伝統食の大豆料理を食べる機会も多いため、イソフラボンも摂れていたのですが、残念なことに食塩の摂取が多かったのです。

したがって、魚・大豆などの伝統食を、塩分の少ない、例えば蒸し料理や出汁の味付け、酢の調味などを活用して食べていただければ、脳卒中にも認知症にもならず、生涯元気で健康寿命を延ばしていただけます。

食塩の摂取は、どなたも自分が一日何グラム摂っているか分かりません。目に見える大豆・魚、野菜などの摂取と同じように、食塩も〝見える化〟が必要です。それには、小学生の時から実際の栄養摂取量が数値でわかる世界健診の尿チェックを朝一番の採尿だけでも実施してはいかがでしょうか。

適塩の食生活は一週間でも慣れれば可能なのです。子供の尿チェックの成績の改善が家庭の食環境の改善によるのかは、子供の週末明けの月曜朝の尿チェックでわかります。こうして〝適塩和食〟の食生活が家庭で広がり、地域の外食産業で広がれば、小浜市が健康寿命トップの町になることも夢ではありません。

WHOは「賢く食べて（Eat Wisely）健康に生きよう（Live Well）」と世界に呼びかけています。この賢く食べる〝賢食術〟を実践する第一歩として次の〝七不可〟を守ってください。

『〝賢食術〟七不可』

一、塩は一日五グラム以上摂るべからず
一、大豆は毎日六〇～八〇グラム摂り忘れるべからず
一、魚は毎日一切れ（八〇～一〇〇グラム）忘れるべからず

一、野菜は一日三五〇グラム摂り忘れるべからず

一、「**ま**め、**ご**ま、**わ**かめ、**や**さい、**さ**かな、**し**いたけで茸、**い**も、**ヨ**ーグルト」で東西の長寿の食材「まごわやさしいヨ」を忘れるべからず

一、喫煙するべからず、飲酒は、脈拍を増やすような過飲をするべからず

一、食べ物のことを皆で学び、自分を知って運動習慣を忘れるべからず

テーマ：食

杉田玄白と前野良沢に見る自然と食

川嶌 眞人

小浜藩の杉田玄白と中津藩の前野良沢らが協力して蘭書『ターヘル・アナトミア』を翻訳し、『解体新書』として出版したことから日本の蘭学が始まったと言われている。その根底の思想の中に、彼らは解剖学に注目し「人間も自然の一部である」と言うことから出発したように思える。

日本文化の独自性として自然とは何であったのか、前野良沢は「人間が自然界の一部を支配したりすることが出来ると、非常に傲慢になって独力でしたように勘違いする。人間の力は自然界の力の一部に過ぎないという謙譲な心が必要だ」と述べている。

私達が東日本大震災の支援活動を六年間行い、その中でどのように巨大な堤防を造っ

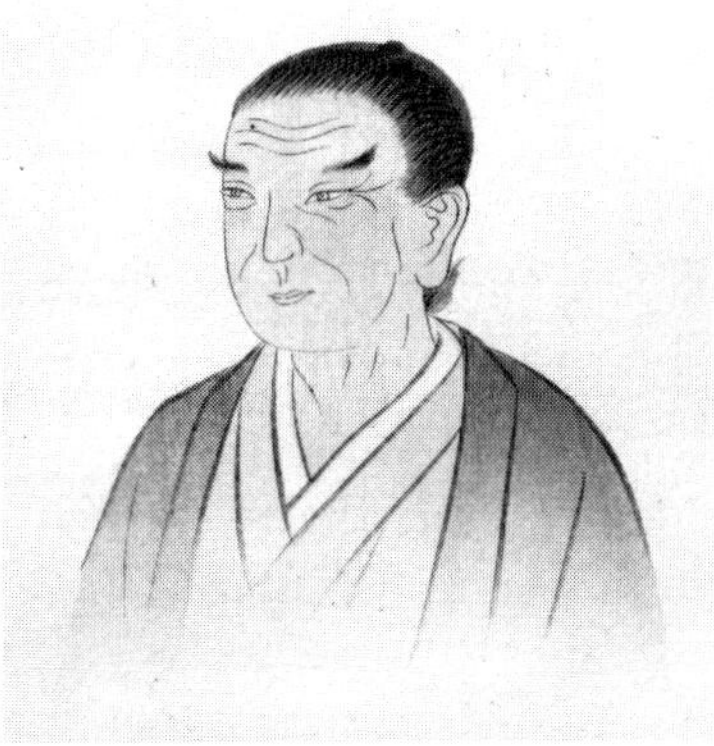
前野良沢肖像画

ても、人間が自然に逆らって生きることは出来ない。人間が自然に合わせていく以外にないことを改めて思い知らされ、人間が自然に合わせた生き方をしなければ人類は生き残れないということを教えられた。

同じように西洋医療の先駆者である杉田玄白は「医事不如自然」と、つまり「医事は自然にはかなわない」と述べている。自然界の大きな流れの中で生かされている我々は自然に生きることこそが最も重要と言われていたのである。その中から杉田玄白の「医食同源」の考え方が「養生七不可」という言葉で述べられている。

私はこの二年間コロナ感染症と向き合って感じたことは、このコロナという感染症も、人間が余りにも自然界を破壊し、洞窟に眠っていたコウモリを追い出した報いであると思えてならない。そのためにはもちろん、ワクチン（抗ウイルス剤）という強力な武器を持って征圧することも重要であるが、もう一つは人間が本来持っている自然の免疫によって、この病気に打ち勝つということも重要ではないかと考えている。

現に一九六〇年代のコロナ風邪は、当時の風邪の三〇％であったと言われており、微弱なウイルスであった。そのウイルスによって感作を受けた日本人は世界一コロナの発生率も死亡率も低い国の一つとなっている。

同様なことがインカ帝国最後の首都であったビルカバンバで調査を行った京都大学の家森教授たちによっても明らかになってきた。また、私は二〇一四年一二月にアルゼンチンで開催された国際高圧医学会での講演を依頼された折、当院で音楽療法を一三年間にわたり続けているビジャコルタ・リチャード先生とともにアンデスを訪れた。

家森教授たちの『一〇〇歳から一一六歳の世界一長寿者の多い地帯』という本を拝見して、そこの食生活の驚くべき豊かさを知るに至った。高齢者たちが急斜面の段々畑で元気に農業に携わっているということから、その人たちの生き方はアンデスの自然が生んだ食生活に大きく起因していることを述べている。

家森教授の研究によると、アンデス原産の食物として多くの芋類やピーマン、トウモロコシ、カボチャ等数多くある中で、特に「ヤーコン」は極めて優秀な食品であると指摘されている。この人たちの元気長寿の理由は「伝統的な食習慣」であると述べられている。

エクアドルの南部、かつてインカ帝国の首都であったビルカバンバは一〇〇歳以上の

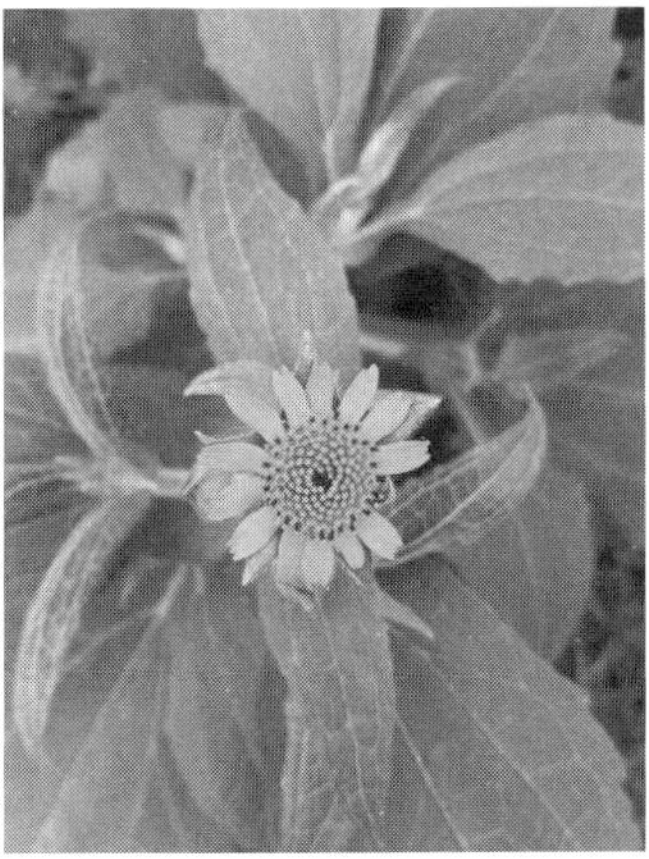
ヤーコンの花

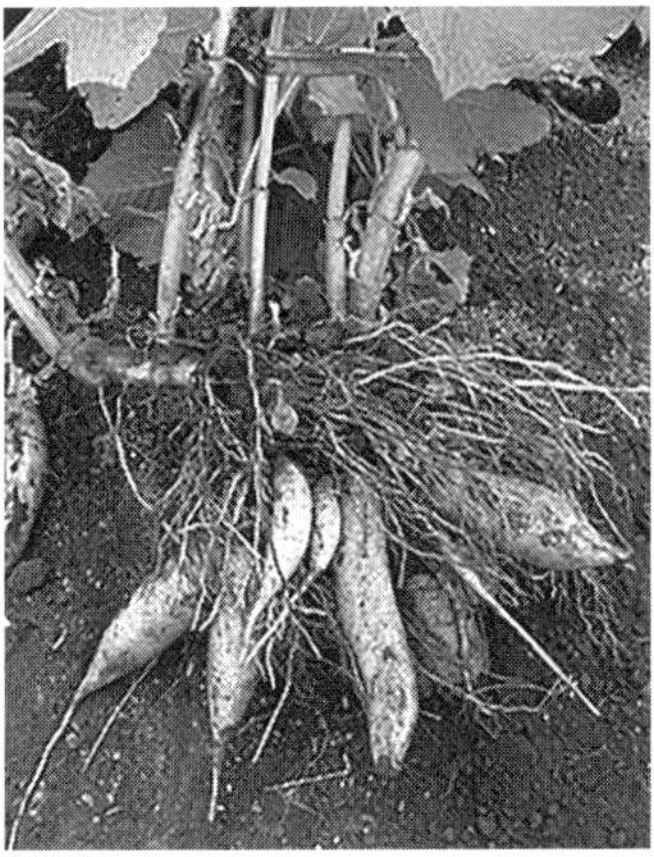
アンデス原産のヤーコン

高齢者が珍しくなく、長寿村として世界的にも知られている。そこで最も重宝されているのがヤーコンであり、豊富な食物繊維やミネラルのほか、フラクトオリゴ糖を含んでおり究極のダイエット食材として注目されている。

ヤーコンの成分は腸内で生きた善玉菌（ビフィズス菌）や乳酸菌を増殖させることにより腸内環境が改善（便秘解消）され、さまざまな有害物質を生産させる悪玉菌を滅ぼすことで大腸癌や免疫力低下の要因を減らす効果があるといわれ、NK細胞を増殖させるということが知られている。さらに、ヤーコン茶で知られる葉の部分には、インシュリンと同じような血糖値を下げる物質（クロロゲン酸）が含まれていることでも知られている。クロロゲン酸はポリフェノールの一種であり、インシュリンの増感剤のように働き血糖を下げ、糖尿病の予防や治療にも応用できるということである。

ヤーコンは効能と共に甘味の少ない梨のような食感も魅力となっている。このヤーコンはインカ帝国以前のモチェ文化の頃からアンデスの人たちは食していたことも近年の研究で明らかになった。このビルカバンバの長寿の最大の要因はヤーコンを中心としたアンデスのさまざまな食品であることを知った。自然の中で生きることがいかに人間の免疫力を高め、ウイルスをはじめ癌や細菌感染から人間を守るということにつながることか。

ヤーコンがまさに玄白や良沢のいう「自然」というものを象徴するような食べ物であるということを私もアンデスに赴いて実感した。改めて、玄白や良沢たちの自然に対する洞察力の大きさを感じる今日この頃である。

【参考文献】
川嶌眞人「近代医学を築いた開拓者達」（第七回杉田玄白賞受賞記念誌）、西日本臨床医学研究所、二〇一〇年
川嶌眞人『水滴は岩をも穿つ』、梓書院、二〇〇六年
川嶌眞人『続水滴は岩をも穿つ』、梓書院、二〇一一年
川嶌眞人・W・ミヒェル・鳥井裕美子共編『九州の蘭学』、思文閣出版、二〇〇九年

テーマ：食

私たちの健康は私たちの手で

秦 榮子

平成一九（二〇〇七）年に小浜市に於いて栄えある第六回杉田玄白賞を拝受し、心より深く感謝と厚く厚く御礼を申し上げます。

以来「総ての人々が元気で長生きできますように」と、行政のご指導を受けながら、妊産婦、子供会、ＰＴＡ、一般の人々を対象に、健康づくりボランティア活動一筋に続けてまいりました。

昭和五五年に男性料理教室を始め、平成六年には、生涯学習大学で開催し、「男子厨房に入る」の普及を進め、現在に至っております。当時は大きなニュースとして話題になりました。現在は、地域に子ども食堂等を開催し、活動しています。

この度、特定非営利活動法人杉田玄白・小浜プロジェクト理事長様より『「養生七不可」指南書』に執筆のご依頼をいただきましたので、誠に僭越でございますが、「食」に関して書かせていただきます。

「食」の分野で、地域に根ざした活動は、まず小さい時から食の大切さを教えるため、幼稚園や小中学校に出かけ、レシピを説明し、出来上がり料理を見せてまいりました。

まず、朝・昼・晩の一日をバランスよく食すること！　牛乳・乳製品をきちんと摂ること！　野菜を一日三五〇グラム食べること！　嫌いな人参の美味しい食べ方等々、常にお互いが話し合って食育活動をしています。

その間、私事ではございますが、二〇歳の時、生死を問う大病で、四年間の養生で苦しみ、平成元年と平成一七年には、内臓の摘出で開腹し、地獄のような苦しみを味わいました。しかし、常に、「生きて！生かされ！生き抜いて！」の強い信念を持ち、「命の大切さ」、「食事の大事さ」と検診を怠らず、現在八六歳ですが、少しでも人様のお役に立ちたいと日々頑張っております。

新型コロナウイルス感染症の予防対策は言うに及ばず、栄養・運動・休養の三原則を普及し、実践して、誰もが笑顔花咲く我が町づくりに貢献して頂けるよう、「私たちの健康は私たちの手で!!」を目指して頑張ってまいります。
結びになりましたが、小浜市の益々のご繁栄を心より御祈念申し上げます。感謝!!

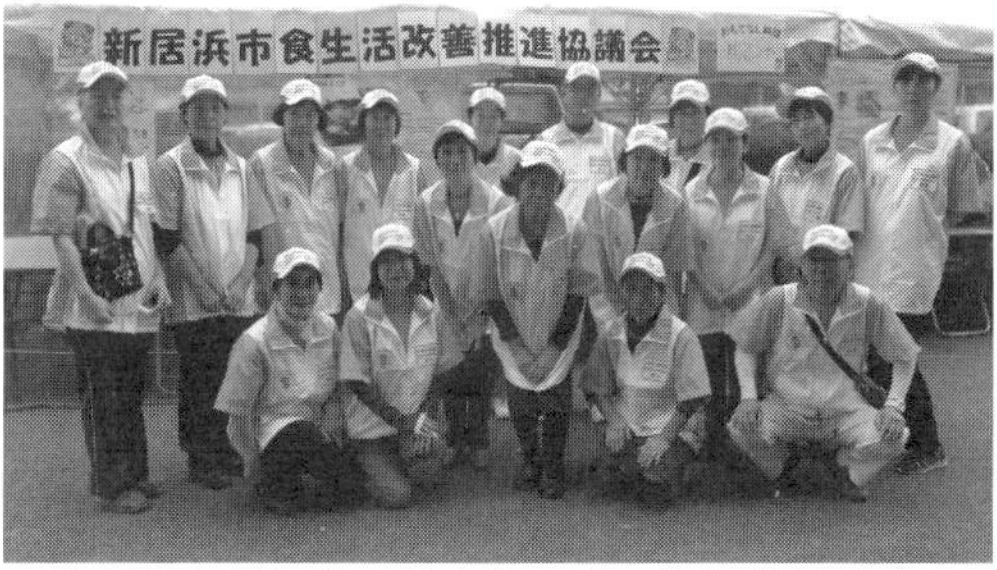

新居浜市での食生活改善を推進する活動

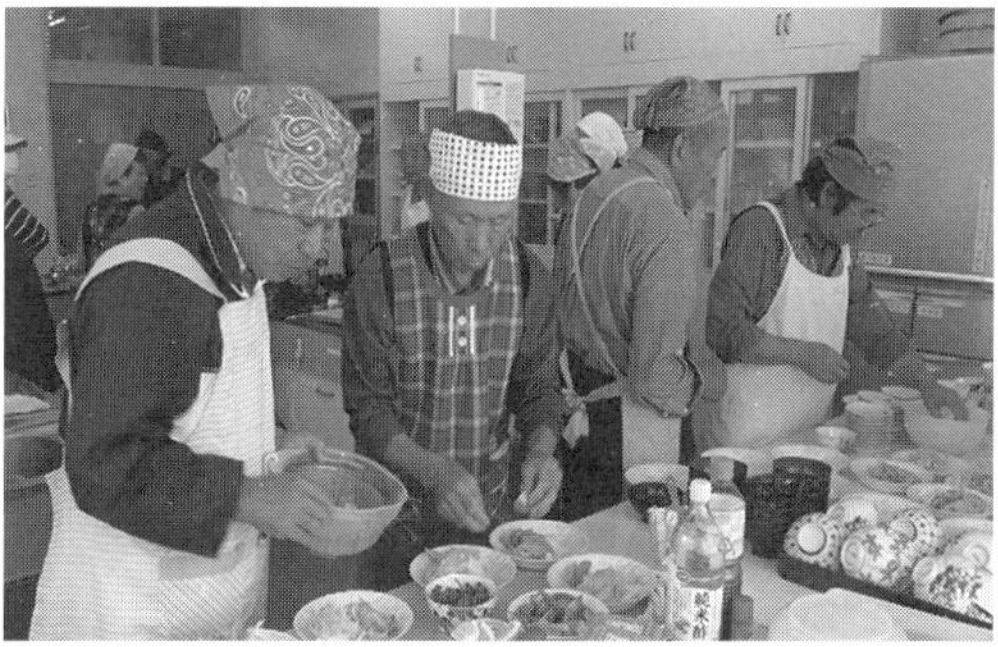
男性のための料理教室

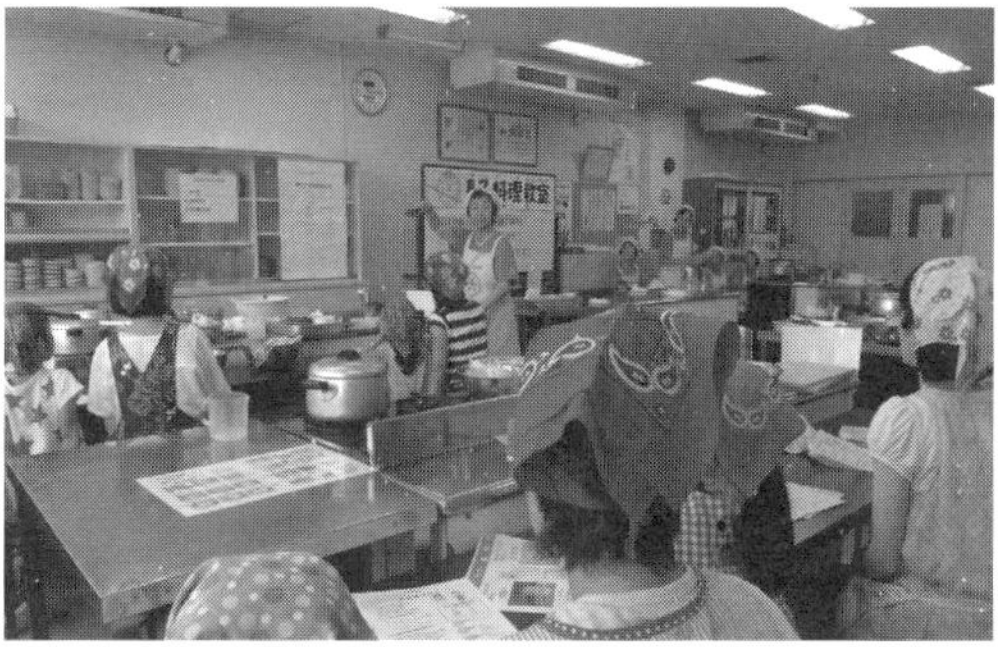
子どものための料理教室

テーマ：食

三刀流のスーパー必須微量栄養素 ”亜鉛“を「養生七不可」の教えに活用する

神戸 大朋

杉田玄白先生の教えにちなんで小浜市が提唱している「現代版養生七不可」の一つに、「食べたもので自分ができているのを忘れるべからず」という心得があります。これは、健康長寿の秘訣である、好き嫌いなく飲食することと直結します。すなわち、様々な食べ物を食べることによって、様々な栄養素をバランスよく摂取することが健康に生活するために重要であるということです。

今回は、不足しやすい必須微量栄養素で、私の研究テーマでもある”亜鉛“についてご紹介いたします。

健康志向の高まりもあり、最近、薬局やコンビニのサプリメント売り場で”亜鉛“や

〝Zn〟の文字を目にする機会も多いのではないでしょうか。

亜鉛が健康に良いと認識されている方が増えてきていますが、亜鉛が体内でどういう役割を果たしているのか、あるいは亜鉛が不足するとどのような症状があらわれるのかについては、あまり理解されていないのが現状だと思います。この点、鉄欠乏が〝貧血〟に容易に結びつくことが広く知られている状況とは大きく異なりますが、実は、亜鉛は鉄に負けず劣らず重要な役割を果たしているのです。

体内での亜鉛は、「酵素活性（触媒）」、「タンパク質の構造保持（構造）」、「シグナル調節（調節）」の三つの役割を果たしています。言わば、大リーグの大谷選手が、「投げる＝投手」、「打つ＝打者」、「走る＝走者」という三刀流の活躍をするのと同じように、亜鉛は全く異なる三つの役割を発揮する〝スーパーな〟必須微量栄養素ということになります。

この亜鉛の役割が滞ってしまうと体内の様々な機能が低下し、皮膚炎、下痢、貧血、味覚障害、発育障害、食欲低下、骨粗しょう症、創傷治癒遅延、易感染症など様々な欠乏症状が生じます。

我々が健康な生活を送る上で必要となる栄養素の量は「日本人の食事摂取基準」として設定されています。この中で、亜鉛は鉄とほぼ同量摂取することが推奨されており、成人では八～一二ミリグラムとなっています。しかし、毎年実施される「国民健康・栄養調査」における亜鉛摂取量（平均値）は、摂取推奨量に達していません。すなわち、自覚症状のあるなしに関わらず、実は、多くの日本人は亜鉛欠乏の状態にあります。

加えて、亜鉛の吸収率は加齢によって下がり、また、一部の薬は亜鉛と結合して吸収不良を引き起こすため、超高齢社会を迎えた日本では、亜鉛欠乏に陥るリスクが増加すると考えられます。

このような状況から、亜鉛欠乏症に対しては、二〇一七年の三月に治療薬が承認されました。しかしながら、薬に頼るのではなく、「食べたもので自分ができているのを忘れるべからず」の教えを思い出し、亜鉛が多量に含まれる牡蠣や肉類の摂取に努めるなど早い段階から日々の食生活を意識することで、「何事もない時は薬を飲まない」という「養生七不可」の一つを実現できるのではないでしょうか。

現在、新型コロナウイルスの影響で、日常生活に大きな支障が出ていますが、新型コロナウイルス感染症（COVID-19）のハイリスク群（高齢者や基礎疾患保有者）では亜鉛不足の状況にあることが多数報告されています。COVID-19においても、亜鉛の〝スーパーな〟役割に期待したいものです。

テーマ：食

キイワードは次世代

依藤 亨

私は内分泌代謝学、特に新生児から若年成人までの医療を専門としています。増え続ける高齢者層に押されて、この年代層が占める割合はわが国では減少傾向にありますが、実は生物種としてのヒトには最も大事な時期です。出生して成長し、パートナーをみつけて次世代をはぐくみ、次世代がさらにその次の世代を生み出して生物種としてのヒトを維持していく年代層です。

人口比での高齢者層が増加するにつれ、医療資源や社会資源も再生産性に乏しい高齢者中心に配分されがちですが、日本人が種として保存されていくためには若年世代の健康が最も重要であるといえます。人の寿命を八五歳から九〇歳にするよりも、〇歳の新生児が健康に二〇歳を迎えることができる方がよほど重要だというわけです。

わが国の新生児ビタミンD欠乏症に対する研究で、ずっと以前に杉田玄白賞奨励賞をいただきました。ビタミンDは欠乏すると、骨の変形や軟化をきたし、くる病や骨軟化症と呼ばれていますが、骨以外に対する作用も注目されており、不足するとがんや感染症、自己免疫疾患が増加することが報告されています。

ビタミンDは日光に当たることにより、皮膚で産生されるほか、キノコ類や脂身の魚にも多く含まれることが知られていますが、卵や肉にはごくわずかしか含まれていません。

我々の研究では、日本人健常新生児の少なくとも二〇%がビタミンD欠乏症であることが明らかになりましたが、近年わが国ではビタミンD欠乏の児が顕著に増加していることが他の研究者からも報告されています。

大きな原因の一つは、新生児を生む若年女性層のビタミンD欠乏にあります。すなわち、若年女性が日光に当たらなくなり、ビタミンDを多く含む食物の摂取量が少なくなったことが主な原因であると考えられています。問題は、この日光忌避や摂食量の低下が皮膚がんの予防や肥満の解消などの健康上の理由ではなく、日焼けが嫌とか過度に痩せたいなどの美容上の理由であることにあります。

現在の我が国の平均寿命は世界のトップクラスです。医療の世界では、欧米式の理詰めの医療がお手本にされていますが、日本人の寿命は米国人よりもはるかに上で、その原因は医学の進歩によるものではなく、日本人固有の生活様式にあります。伝統的日本食をしっかり摂り、昼は外にも出て健康的に働く暮らしが重要です。今の平均寿命は八〇〜九〇年前に生まれた世代のもので、最近の日本人の暮らしとは異なります。現在の暮らしは、この理想から離れつつあり、日本人の寿命も今後逆転していくかもしれません。

ビタミンDの例を挙げましたが、人それぞれ、自分の歩みたい人生を歩む自由があることは言うまでもありません。しかし、そのために次世代を犠牲にする権利はありません。次世代は社会が守るべき最も大切な価値であり、自分の欲求のために次世代をおろそかにすると種として滅亡に向かうからです。小児科医としては、現在の風潮にとても危機感をもっています。

テーマ：食

ミルクのある生活

平田昌弘

ミルクは、人々の生活を一万年支えてきました(1)。西アジアで家畜が飼われ始め、すぐに家畜からミルクを搾り始めます。ミルクという食料生産のあり方を考えてみてください。肉は家畜を屠ることで得られます。しかし、ミルクは家畜を生かしたままで生産が可能です。しかも、毎日得られます。ここに、人類は搾乳という技術を発明することにより、動物を犠牲にすることなく、食料を継続的に生産することが初めて可能となったのです。

ミルクは栄養価に富む食べ物です。ミルクを保存加工する技術も生み出していきます。家畜とミルクが有ったからこそ、より厳しい自然環境の砂漠地域にも居住域を広げることができました。こうして、乳文化はアジア、ヨーロッパ、アフリカへと広がっていき、そ

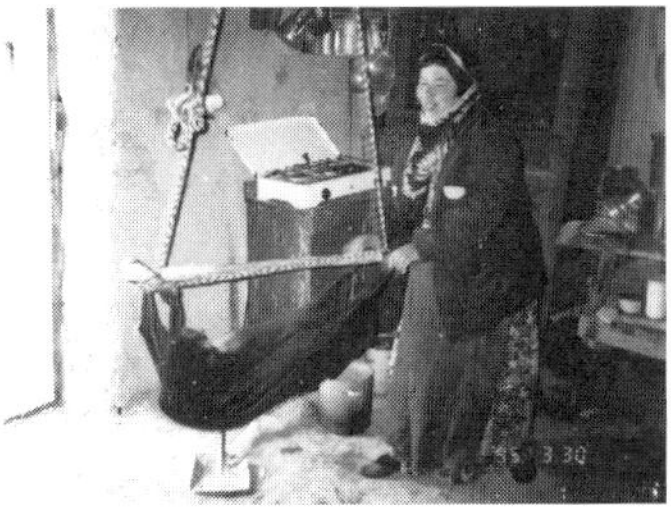

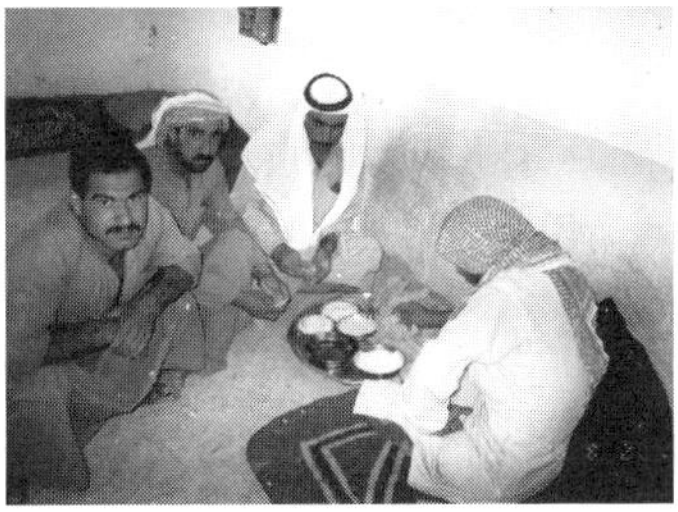

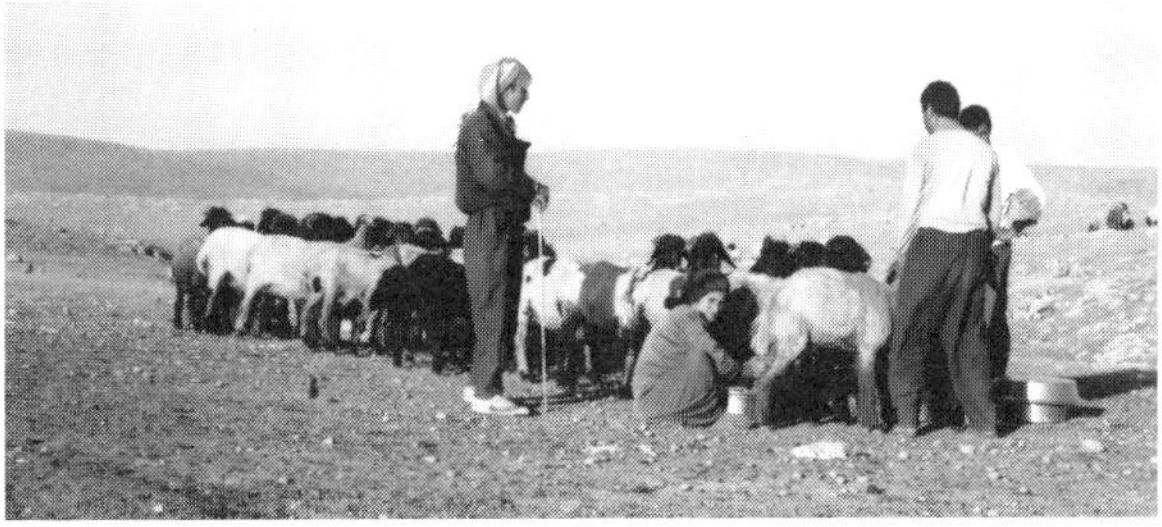

アラブ系牧畜民の食事（右上）、チャーニング（左上）、搾乳（下）

れぞれの地域で人々の生活を支えていきました。

モンゴル遊牧民の夏の食事は、ミルクに半分以上を頼っています。朝から晩まで馬乳酒を飲み、夜に肉うどんで身体を温めます。アラブ諸国やチベット高地などの牧畜民にとっては必要物資を得るための貴重な換金材ともなっています。

乾燥したり寒かったりして農作物ができない地域で、パン用のコムギなどを手に入れるのに乳製品が活躍しています。アフリカではバターを髪の毛や肌に塗るクリームとしても利用されています。光沢があり艶々している女性は美しいといいます。ヨーロッパでは、乳製品と牧畜がアルプスなどの山岳地域での人々の生活と精神を支えています。輪栽式農業による農業生産性の向上をもたらし、イギリス産業革命を導き、ヨーロッパの文明を育むことにも貢献してきました。

日本では、少なくとも飛鳥時代にはミルクが中国大陸から伝播しました。以後、皇族や貴族に栄養補助食品として利用されます。乳製品は、日本最古の医学書である『医心方』には、「蘇（古代日本の乳製品の一つ。濃縮乳）は五臓の働きを助け、大腸に効能がある、口内炎や熱感を伴う腫れものなどの病気に効く」「牛乳は全身の虚弱を補い、便通を良くし、皮膚をなめらかに美しくする」と記されています。乳製品は日本の上層階級に滋養薬として利用されていたのです。

大衆にも乳製品が利用され始めたのは江戸末期、日米和親条約締結をもって鎖国が終わり、西洋人と接触するようになってからのことです。特に、第二次世界大戦に敗戦し、ユニセフの支援による学校給食の開始により、乳製品が庶民にも広く利用されるようになっていきました。戦後、一日一本の牛乳をスローガンに、経済的発展を目指して勤勉に働きました。

一九六〇年代には高度経済成長と共に、家庭で牛乳を飲む乳文化が日本社会に浸透して

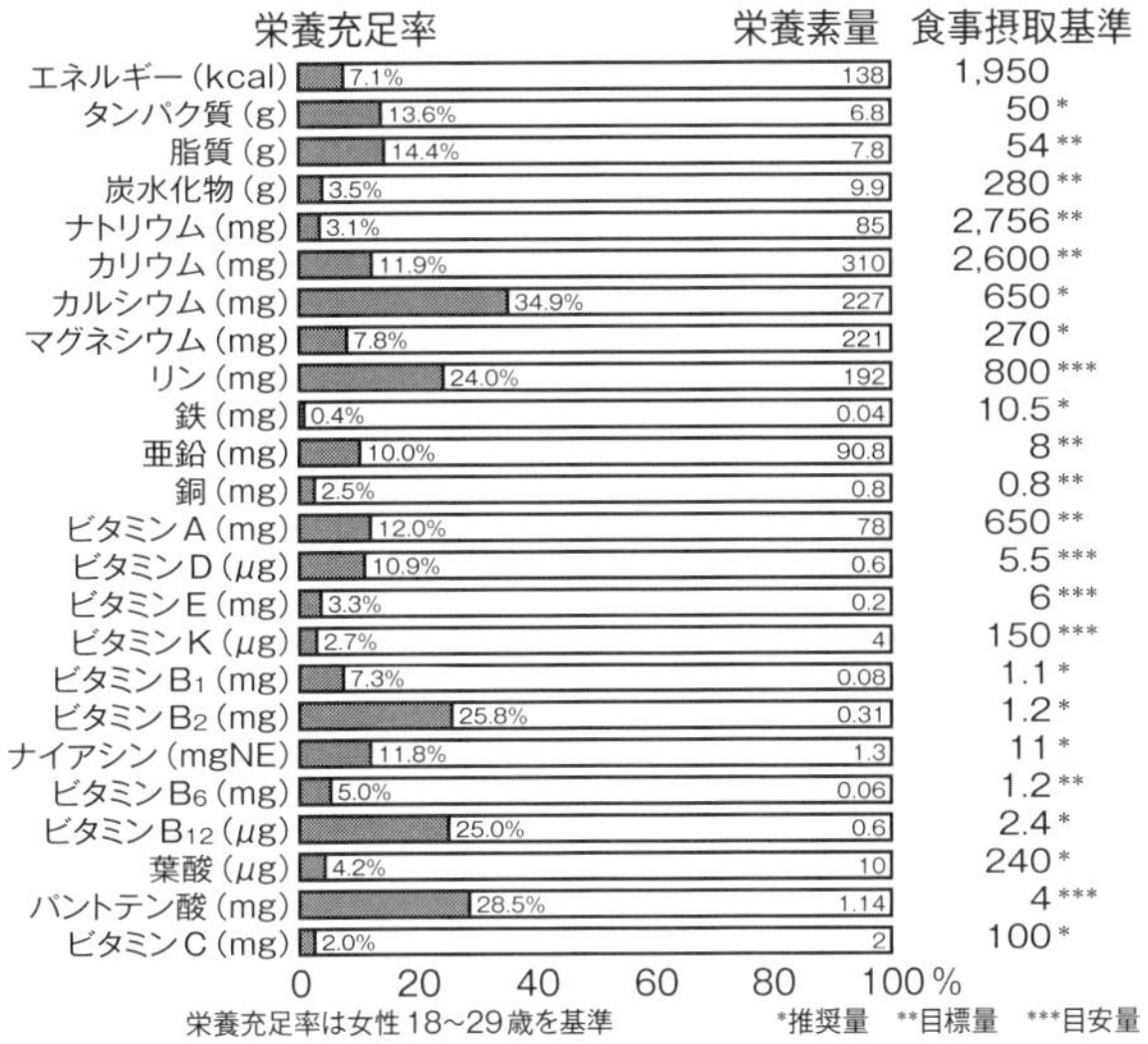

牛乳コップ1杯（200mℓ）当たりの栄養素量と栄養充足率(2)(3)

いきました。一九七〇年代のグローバリゼーションにより、多くの外国の文化が日本に押し寄せてきました。ピザ、パスタ、ドーナッツ、ケーキ、アイスクリーム、ヨーグルト、いずれも愛してやまない食べ物です。これら乳製品を使った食品は、食を豊かにし、生活に楽しみと喜びを与えてくれています。

また、健康を考えて牛乳を毎朝飲むことや、胃腸の働きを整えるためにヨーグルトを食べることで、私たちは健康のために乳製品を摂り続けています。

このように、ミルクは日本人にとって、「栄養改善・健康増進」という栄養補助食品であり続け、戦後から高度経済成長期までは「憧れ」、一九七〇年代以降は「楽しみ」を与える食品となり、私たちの生活を支えてきたのです。

一九四九年から牛乳とパンの学校給食が始まり、日本人の平均身長は格段に伸びました。牛乳摂取の効果が現れたといえましょう。牛乳はカルシウムをたくさん含んだ食品であり、一〇〇グラムに一一〇ミリグラムも含まれています。成人が一日に必要なカルシウム量は六五〇〜八〇〇ミリグラムです。しかも、牛乳の吸収率が四〇%と非常に高く、小魚は三三%、小松菜は一九%しかありません。牛乳はカルシウム補給源として優れた食品ですから、骨粗鬆症の予防に役立ちます。和食は、栄養バランスに優れ、理想的な健康長寿食とされています。しかし、その和食にも欠点があります。塩分が高いこと、そして、カルシウムなどのミネラル類も不足気味なことです。普段の食生活に、乳製品を一品加えれば、楽しく美味しく、より健康的な食生活を送っていくことができましょう。

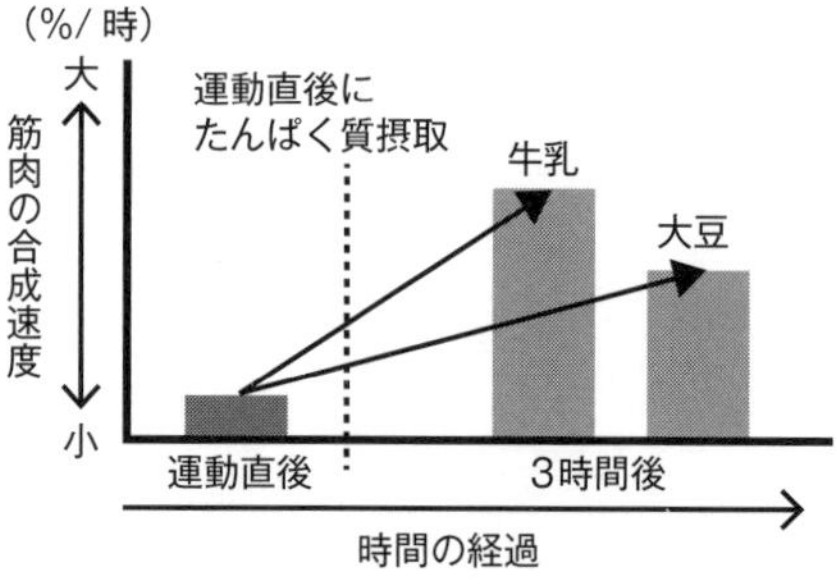

運動後のたんぱく質摂取と筋肉の合成速度[4]

牛乳は良質のタンパク質源でもあります。牛乳は卵と並んで、九種類の必須アミノ酸がバランス良く全て含まれた食品です。運動直後に牛乳を摂取すると、筋肉をつくりやすくし、疲労度を軽減するとの報告もあります。牛乳の摂取は、メタボの発生率を低くし、高血圧発症を抑制し、心筋梗塞を抑え、生存率を高める（より長く生きられる）効果があるとも多数報告されています。

飽食の現代にあって、生活に喜びと楽しみを感じ、健康的な生活を送るために、ミルクと上手に賢く付き合っていきたいものです。ミルクは人々の生活を一万年支えてきました。今後とも、ミルクは人々の食生活と健康を大いに支えてくれることでしょう。

注

(1) 平田昌弘『人とミルクの1万年』、岩波書店、二〇一四年
(2) 文部科学省『日本食品標準成分表二〇一五年版』、全国官報販売協同組合、二〇一五年
(3) 厚生労働省『日本人の食事摂取基準（二〇一五年版）』、第一出版、二〇一五年
(4) Wilkinson S. B. *et al.*, 2007. Consumption of fluid skim milk promotes greater muscle protein accretion after resistance exercise than dose consumption of an isonitrogenous and isoenergetic soy-protein beverage. *The American Journal of Clinical Nutrition*, 85(4): 1031-1040.

テーマ：食

桜島大根で血管をしなやかに

加治屋 勝子

鹿児島県の伝統野菜である桜島大根は、よく見かける大根のように細長い形ではなく、カブのような丸く膨らんだ形をしています。だいたい八〜一二キログラム程度のものが出回っていますが、二〇〇三年に世界一大きな大根としてギネス認定された桜島大根は、重さが三一・一キログラムもありました。よく見かける大根が一本一キログラム程度ですから、だいたい三〇本分になります。

海外では「モンスター大根」として各種メディアで紹介されましたが、モンスター級なのはこの大きさだけではなく、桜島大根が持つ血管強化機能が高く評価されたからなのです。桜島大根には、血管を強くてしなやかに伸び縮みさせる「トリゴネリン」という成分が他の野菜よりも非常に多く含まれています。トリゴネリンは、血管をやわらかくして、血液がサラサラ流れるようにしてくれます。

私達の体はたくさんの細胞が集まってできていますが、この細胞がちゃんと働くためには血液によって運ばれる酸素と栄養が必要です。この血液の通り道が血管ですので、血管がボロボロになってしまうと、体の隅々の細胞に必要な酸素や栄養が行き渡らなくなってしまうのです。健康な血管は、柔らかいゴムホースのようにしなやかに伸び縮みすることで心臓と協力して血液を運んでいますが、血管が硬くなると血液が流れにくくなってしまい、いろいろなトラブルが起きてしまうのです。

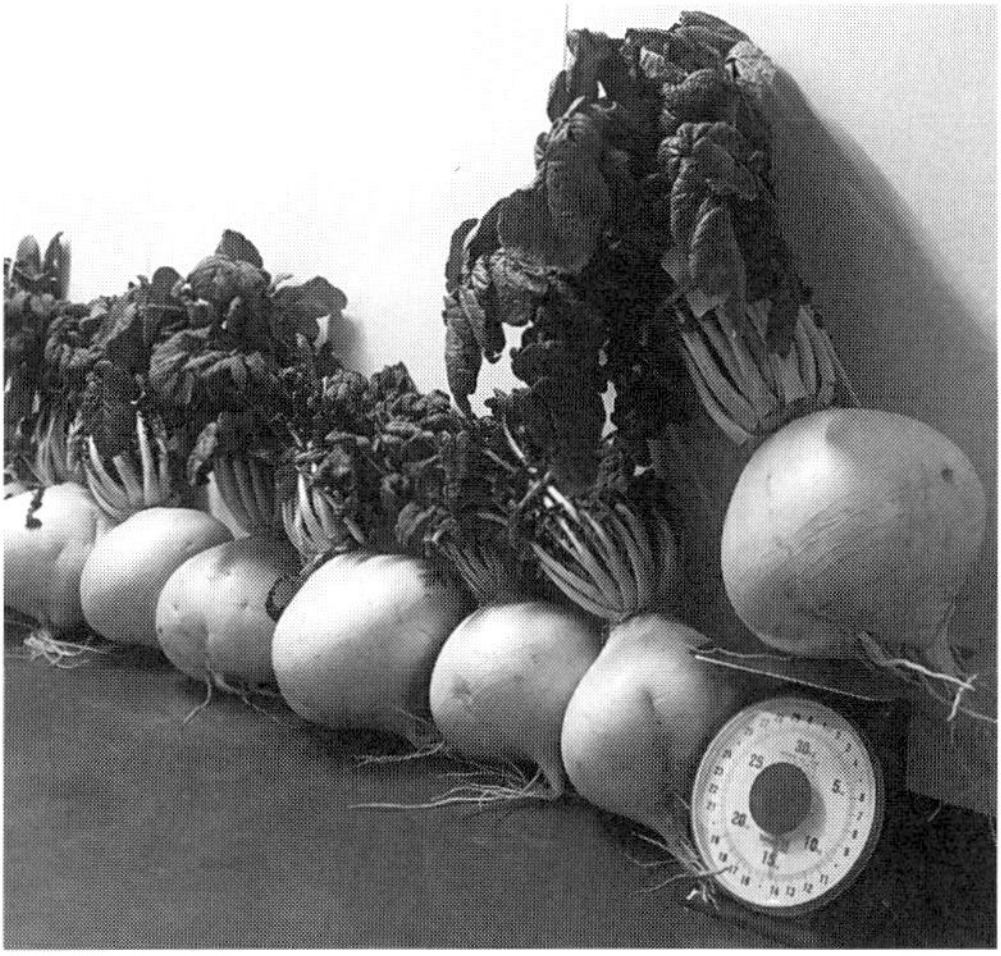

「モンスター大根」との異名をとる桜島大根

この小さなトラブルが、冷え症や片頭痛の原因になったり、高血圧や動脈硬化を引き起こしたり、日本人の死因の上位にある心筋梗塞や脳梗塞を引き起こす恐れがあります。病院の協力を得て実際に人が桜島大根を食べた時の影響を調べた（臨床試験）トライアル評価では、一日に一七〇グラム程度（野球ボールぐらい）の桜島大根を一〇日間連続で食べることでトリゴネリンが吸収され、血管機能が向上し、桜島大根が健康な血管を保つことへの期待が高まっています。

桜島大根は辛みのない大根で、よく見かける大根と同じようにサラダやおろしとして生で食べることもできますし、煮込むと味が染みやすく、箸で切りやすい柔らかさなのに煮崩れしにくいのが特徴です。トリゴネリンは茹でたり蒸したりしても分解されにくく、冷凍やレトルト加工でも桜島大根の中にしっかり保持されていますので、漬物や干し大根だけではなく、かき揚げや唐揚げ、防災保存食の雑炊、ゼリー飲料や大福、氷菓子などのスイーツ、大根おろしのフリーズドライやサプリメント等にも幅広く使われています。

皆さんがコロナウイルスに負けず、元気に過ごしていくためには、健康な血管を保つことが必要です。いろんな桜島大根料理や加工品を食べる機会を増やして、血管から健康にしていきましょう！

テーマ：食

医食同源の科学的証明

コーヒーや緑茶のポリフェノールについて

近藤（宇都）春美

ポリフェノールは、光合成を行うほとんどの植物に含まれており、カロテノイドやビタミンとともに主要な抗酸化物質として位置づけられ、動脈硬化やがんなどの病気の原因となる活性酸素を除去する抗酸化力を持っています。

私たち人間は、これらの抗酸化物質を食事や飲み物を通して体内に取り込んでいます。中でもコーヒーと緑茶は日本人の中でも多く飲用される飲み物で、その抗酸化力は、がんや動脈硬化の予防において貢献度が高いと期待されます。そこで今回はコーヒーや緑茶のポリフェノールについてお話しします。

飲み物は単なる水分補給に留まらず、我々の生活に潤いを与える嗜好飲料まで幅広く存在します。コーヒーにおいては、世界的に最も広く飲用されているものの、その黒い色と苦味により良い印象とは皆無であり、むしろ悪い印象でただの眠気覚まし飲料という位置づけが長年続いていました。

その後、二〇〇五年前後よりコーヒーを三～五杯飲む人は、動脈硬化性疾患のリスクが低減しているという疫学データが次々と発表されましたが、その理由は不明とされていました。しかし、二〇一〇年に私達の研究により、コーヒー豆中のクロロゲン酸と呼ばれるポリフェノールが動脈硬化の予防に寄与していることが世界で初めて科学的に証明されました。

この時期と前後して、コーヒーの糖尿病やシミに対する予防効果なども次々と発表され、コーヒーは健康に寄与する飲み物という一般的認識がもたれるようになり、近年のコーヒーチェーン店の参入なども相まってさらに多く飲まれるようになりました。

また、都心に住む主婦のアンケート結果によると、摂取するポリフェノール量のうち六割が飲み物からであり、さらには飲み物の中でもコーヒーからの摂取が最も多く、次に多いのは緑茶からでした。緑茶にはカテキンと呼ばれるポリフェノールが豊富に含まれているのはご存知ですよね？

ちなみに、重量当たり最もポリフェノールを多く含んでいる飲み物は赤ワインですが、日本人はフランス人ほど飲む量が多くないので、赤ワインからの摂取量は緑茶に次いで第三位となっています。赤ワインが動脈硬化の予防に効果的であることをご存知の方も多いと思います。

これは、フランス人は動脈硬化発症の一因とされる脂肪をたっぷり含むフランス料理を食するにもかかわらず、心臓で起きる動脈硬化性疾患による死亡率が少ないことが知られており、この現象は「フレンチパラドックス」と呼ばれています。なぜこの「パラドックス＝逆説」が起きるかと申しますと、フランス人はフランス料理と一緒に赤ワインを飲んでいるからです。

一方、日本人はがん発症の一因とされる喫煙をする者が多いにもかかわらず、他国に比べてがんの罹患が少ない現象が起きており、これは「ジャパニーズパラドックス」と言われています。このパラドックスは、日本人が折にふれて緑茶を飲用するからであると言われていますが、近年の飲料の動向も考えると、緑茶に加えてコーヒーも寄与する可能性が考えられます。

今回はコーヒーと緑茶のポリフェノールについて紹介しましたが、ポリフェノールはほとんどの植物に含まれているため、植物由来の飲料や食べ物を選択することで摂取できます。ただし、麦茶にはほとんどポリフェノールが含まれていませんが、ミネラルは沢山含まれていますので、状況に応じた飲み物の選択が大切だと思います。

これから先も「医食同源」が科学的に証明されることにより、先入観に囚われずに何を飲食するべきかを賢く判断することの一助となれば幸いです。

テーマ：食

トランスレーション医学研究50年
―動物実験と臨床応用に介在する「死の峡谷」の克服

中尾一和

「死の峡谷」（Death Valley）とは、薬剤などの臨床応用を目指した開発研究において、動物実験などの基礎研究とその成果の臨床応用の間に存在する克服が極めて困難な種々の事象、例えば予期せぬ毒性や副作用、有効性における種差などのために、多くの開発研究が実用化に至らず中途で断念されることを「険しい山に囲まれて越えることが難しい谷間」に例えて表現したものである。

別の言い方をすると、「基礎研究の結果をそのままヒトへ臨床応用できることは、極めて稀」である。この「死の峡谷」を渡り、臨床応用へと先導する臨床医学者 Physician-Scientist は、臨床医であり研究者でもある二刀流であるが、両立することの困難さから

Goldstein（コレステロール代謝における業績でノーベル賞受賞）らにより、必要な人材だが「絶滅の種族」とも呼ばれてきた。

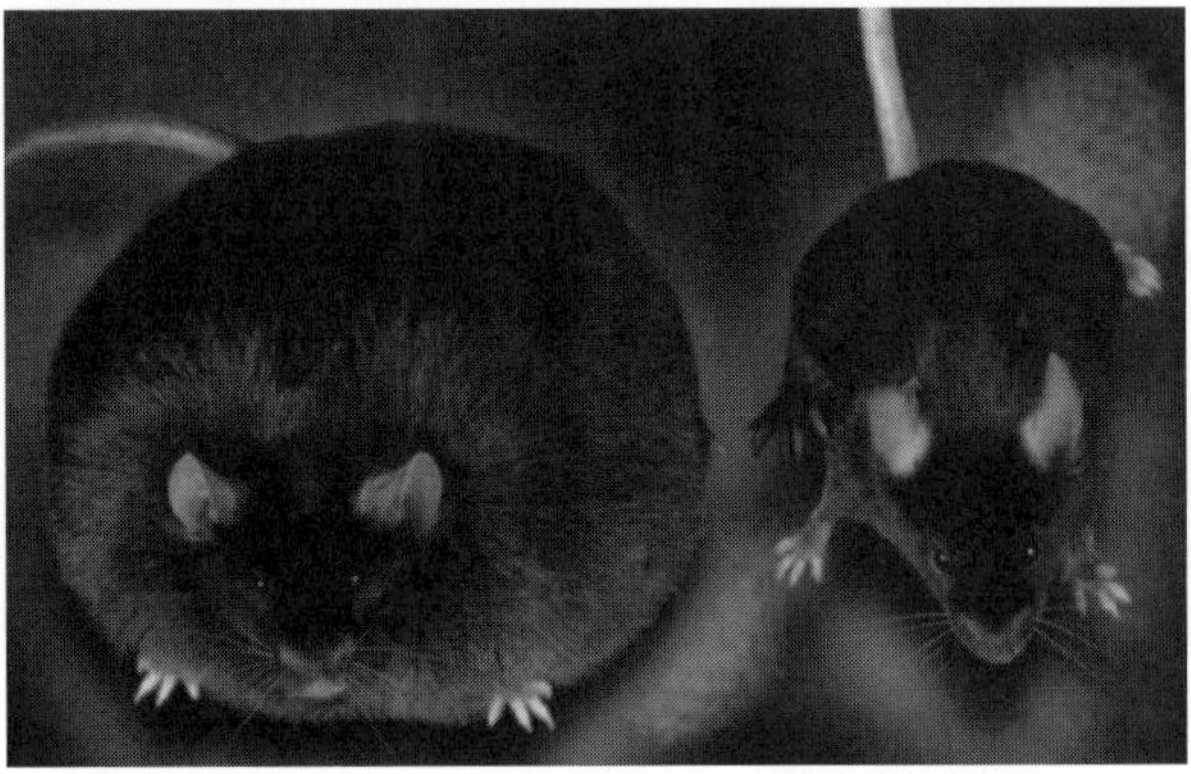

写真1　レプチン遺伝子の突然変異した遺伝性肥満マウス

私が杉田玄白賞を受賞した「レプチンのトランスレーション（橋渡し）医学研究（TR：Translational medical Research）」は、抗肥満作用を有するレプチンのTRの成功に対するものである。レプチンは、脂肪細胞から脂肪蓄積量を反映して分泌され、食欲調節作用に与かる脳の視床下部の神経細胞に発現するレプチン受容体に結合し、摂食抑制作用を発揮する。

レプチン遺伝子に突然変異を起こし作用欠如した *ob/ob* マウスは高度に肥満し、体重は正常マウスの三倍にも至る（写真1）。レプチン受容体遺伝子の突然変異で作用欠如した *db/db* マウスも同様に高度肥満になる。

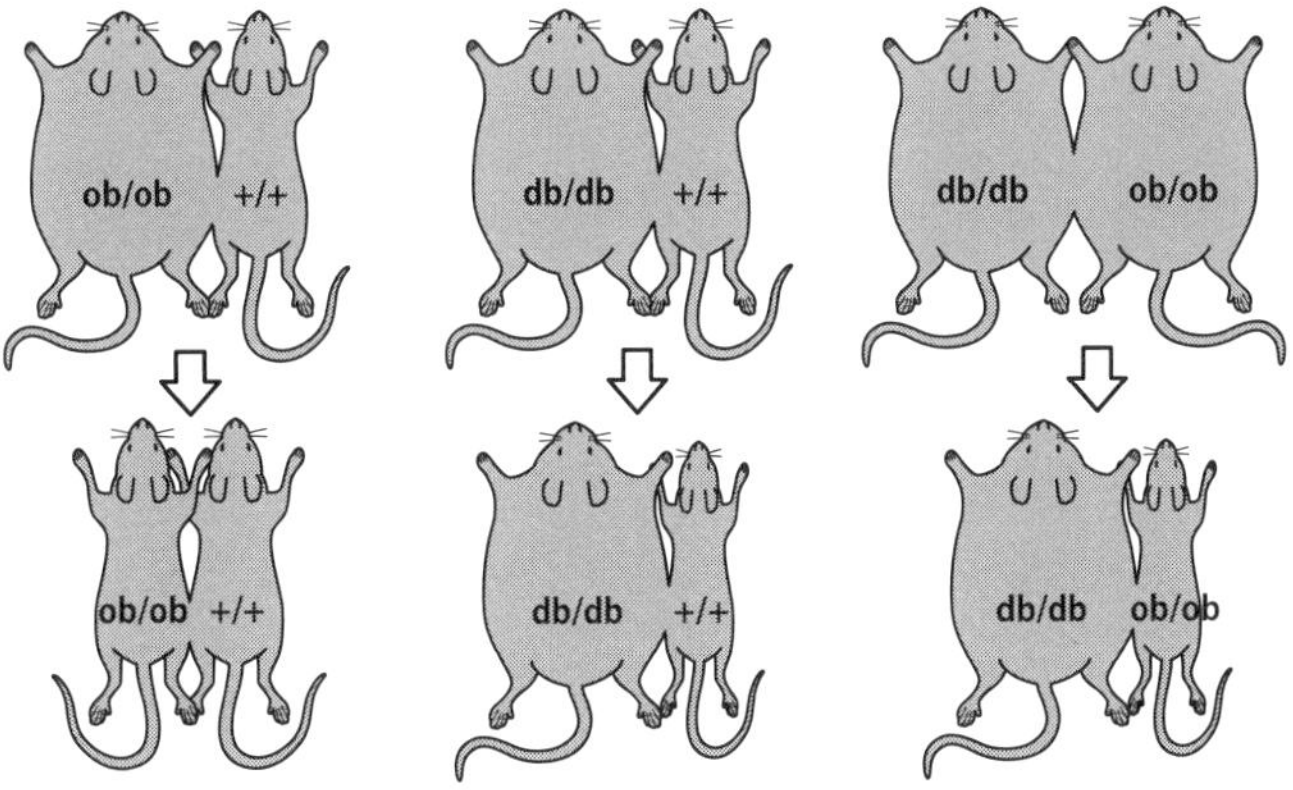

図 1　Coleman の併体結合実験（Parabiosis）

併体結合実験（parabiosis）と呼ばれる古い研究法がある。一卵性双生児のように遺伝子が同じ二匹のマウスの身体を手術で結合し、二匹が血液循環を共有できるようにして、何が起こるかを観察する研究法である（図 1）。左の *ob*/*ob* マウスと正常マウス（+/+）の併体結合を行うと、正常マウスには変化なく、*ob*/*ob* マウスの肥満が正常化する。真中の *db*/*db* マウスと正常マウスを併体結合すると、*db*/*db* マウスの肥満は不変のままで、正常マウスが激痩する。

最後に、*ob*/*ob* マウスと *db*/*db* マウスを併体結合すると、右のように *db*/*db* マウスの高度肥満は不変のままだが、*ob*/*ob* マウスの高度肥満は正常化を通り越し、激痩する。レプチンの存在とその意義を予見した Coleman 博士の研究成果である。

この研究結果が報告された後、何十年間もこのホルモン様因子は発見されないままであったが、一九九四年、Friedman 博士らにより、レプチンが脂肪細胞から分泌される抗肥満ホルモンとして発見され、*ob/ob* マウスはレプチン欠損マウスであることが解明された。

遺伝子工学技術を利用すると、ホルモンの過剰発現マウスや欠損マウスの開発は容易であり、自然発症疾患モデル動物の確立と比較して容易に開発可能で、機能解析は飛躍的に進歩している。私たちが開発した肝臓でのレプチン過剰発現トランスジェニックマウスは、「異所性ホルモン産生腫瘍」の病態を再現したもので、ホルモンとしてのレプチン作用の解明と臨床応用に有力な手段となった。

レプチンを肝臓で過剰発現するとマウスは激痩する。このマウスと高度のインスリン抵抗性糖尿病、高中性脂肪血症、脂肪肝を示す全身性脂肪萎縮症候群モデルマウスを交配すると、脂肪組織は無いものの糖尿病、高中性脂肪血症、脂肪性肝炎はほぼ完全に改善した。肝臓で異所性産生されたレプチンのホルモン効果である。同じ血中濃度になるようにレプチンを持続注射しても効果は再現した。この結果はレプチン作用があれば脂肪組織は無くても、稀少難病である脂肪萎縮症候群の糖尿病、高中性脂肪血症、脂肪性肝炎を治癒できることを証明するものとなった。

これらの成果とヒトの脂肪萎縮症候群の病態を詳細に対比検討し、私たちは、「死の峡谷」を渡ることに成功して、世界で最初に脂肪萎縮症候群に対するレプチン補充治療法の承認を得た。一方、レプチンによるマウスとラットの脂肪性肝炎に関する研究では、全く逆の対照的な結果を得て、ヒトでの結果と合わせて著しい種差の存在を経験し、「死の峡谷」の存在を再確認した。

現在、二〇二一年に保険承認された高感度レプチン測定法を駆使して、レプチン治療の適応拡大に向けてTRを継続し、予想外の適応疾患の病型と頻度に関する成果を得ている。

「食」に関する医学研究の進展を阻むものは種差などの「死の峡谷」だけではない。例えば、ヒトの研究における食事記録は正確さを欠くことが多く、また食事療法の三か月以上の継続はしばしば困難であるなど本質的な問題が指摘されている。「食」の医学研究における基準の標準化・客観化の困難さは、ヒトにおける「食」に関する医学研究の進展を阻んでいるが、小児患者の正直な反応が「食」の効果判定の突破口になることも経験した。

基礎研究と臨床応用の間に介在する「死の峡谷」を渡る案内人のような臨床医学者

Physician-Scientistとして活動して、半世紀が過ぎようとしている。レプチンと心臓血管ホルモンのナトリウム利尿ペプチド（ANP⑴、BNP⑵、CNP⑶）のＴＲを実践し、「死の峡谷」を越えたと実感した時の喜びと達成感は、計り知れないものであった。

「絶滅の種族」とも呼ばれる臨床医学者Physician-Scientistとして、後進の若手研究者に、敢えて伝えたい。論文数は必要だが、「百論文は一実用化に如かず」、「有限の中に時間のかかるＴＲに挑戦し続ける」、そして、臨床応用が最終目標のＴＲでは、「参加に同意された患者さんとその家族に感謝する」ことを。

注

⑴ ANP：心房性ナトリウム利尿ペプチド

⑵ BNP：脳性ナトリウム利尿ペプチド

⑶ CNP：C型ナトリウム利尿ペプチド

二〇二二年二月二八日「世界稀少疾患の日」に記す。

テーマ：食

尿路結石を予防する「新・養生七不可」

郡 健二郎

多くの患者さんが悩む「尿路結石」の予防法を「食」の視点からお話しします。

尿路結石とは、腎臓・尿管・膀胱にできた結石の総称です。主な症状はお腹や腰の激痛と血尿です。わが国では男性の七人に一人が発症する高頻度の病気です。皆さんの周りにも結石の患者さんがおられることでしょう。しかも、結石を放置すると腎不全に至ることがある恐ろしい病気です。

尿路結石を予防する方法を、杉田玄白翁に倣って「新・養生七不可」として次のようにまとめました。

尿路結石を予防する「新・養生七不可」

(1) 飲水を少なくすべからず
(2) 脂肪を過剰に摂取すべからず
(3) 肥満になるべからず
(4) 野菜・穀物・海藻の摂取を少なくすべからず
(5) 夕食は就寝前の三時間以内にすべからず
(6) 動作を勤めて安を好むべからず（杉田翁と同じ）
(7) 血尿と腹痛を尿路結石と決めつけるべからず

(1)は、皆さんも既にご存知だと思います

水分摂取の勧めは、医聖ヒポクラテスが唱えたと言われています。現在の医学知識では、一日二リットル以上の水分摂取で、五ミリ以下の小結石なら自然に出ることがわかっています。また、尿が薄まることで結石ができにくくなると考えられます。飲む水分の種類は何でも良いですが、pHが低い炭酸飲料水は、骨の成分（カルシウム）を溶かし、腎臓で結石の成分になるので多量に飲むことは控えてください。

(2)〜(5)は、私たちの研究から生まれた予防法です

水分の摂取は重要ですが、一旦結石が出来ると、たとえ多量の水分を飲んでも溶けません。例えれば、紅茶のコップに沈殿した砂糖はお湯を入れると溶けますが、道路の石コロは熱いお湯でも溶けないのと同じです。

そこで私たちは、結石が出来る時には、砂糖を石コロのように固めるセメントのような物質があるのではと仮説を立て、その物質を見つける研究を始めました。

苦労しましたが、ようやく見つけたのが「オステオポンチン」という物質です。さらにオステオポンチンの研究を進めたところ、「オステオポンチンは動脈硬化において血管を石灰化させる物質」であることを見出したのです。

もう一つ、私たちが注目したのは、わが国の尿路結石の患者は戦後急速に増えていることです。しかも尿路結石の患者さんは先進国に多く、菜食主義者に少ないことから、欧米化の食生活が尿路結石の重要な原因だと考え、研究を進めていました。

これら二つの研究成果から、「尿路結石は動脈硬化の発生機序に似ており、脂肪の過剰摂取が原因の一つでは」と、私たちは考えました。

結果は予想通りでした。実験動物を用いて、大量の脂肪成分を長期間与えると尿路結石ができたのです。私たちは嬉しさよりも、「まさか」と驚きました。さらに研究を進め、動脈硬化の治療薬は尿路結石の予防にも有用であることを証明できたのです。

これら一連の研究成果は、それまでの尿路結石の定説を根本的に覆したことから、当初は学会から認められませんでした。このようなことは新発見ではよくあることです。私たちはそれに挫けず研究を進め、最終的には「脂肪の過剰摂取による尿路結石の形成機序」を分子レベルで解明することができました。

臨床的には、尿路結石の患者さんは、大動脈の石灰化が著しいことも見出しました。そこで私たちは、「尿路結石は生活習慣病だ」と提唱しました。しかも尿路結石の好発年齢は三〇～五〇歳で、動脈硬化よりも若いことから、「尿路結石の激痛は生活習慣病を予防するアラームだ」と話しています。

ここに示した「新・養生七不可」の項目は、尿路結石の治療ガイドラインに取り上げられ、食生活からの尿路結石の予防法が浸透した効果でしょうか、わが国で全国疫学調査を始めた一九六五年から二〇〇五年までは、尿路結石の患者さんは増加の一途をたどっていましたが、二〇一五年に初めて減少の兆しが見られています。

(7) 血尿と腹痛を尿路結石と決めつけるべからず

この点を強調しておきます。尿路結石の五年再発率は約五〇%と高いことから、尿路結石を経験した人は、血尿や腹痛があっても、「また結石ができた」と自己診断し、病院を受診しないことがあります。しかし、その中には稀に、尿管腫瘍などのガンがあります。ご注意ください。

番外編をお話しします。私ごとですが、私の先祖に儒学者の柴野栗山がいます。栗山は、香川(讃岐)に生まれ、東京(江戸)の昌平坂学問所に務めました。栗山は杉田玄白と江戸で交流があり、「杉田玄白の外科療法は一番だ」と称え記しています。私は、何かの縁を感じ、二人の偉人を見習いたいものと思います。

テーマ：食

〝適塩〟で〝まごわやさしい〟食育

―予防栄養学の成果を食育に活かす

森 真理

一九九六年、成人病が生活習慣病となり、「食習慣や運動習慣をより良くすることで、健康寿命を延伸することが可能である」ということが、多くの研究からわかってきました。そして、二〇〇五年に「食育基本法」が世界に先駆けて日本で施行され、全ての国民が積極的に食育を推進することになりました。

生活習慣病の予防は医学的な知見からの科学的根拠が基本になっていますが、私が食育研究を始めた二〇〇二年ごろには、食育の科学的な根拠を示す研究成果は、殆ど見つかりませんでした。そこで、予防栄養学の研究手法を用いて、子どもを対象とする全く新しい食育研究を始めました。最初に手掛けたのは、兵庫県健康財団の研究助成金で実施した

「淡路島での子どもの食生活調査」でした。

食塩摂取量を評価するために、京都大学で開発された特殊な採尿容器を用いて二四時間採尿による調査を行いました。その時にご協力いただいた小学校のうちの一校で、「まごわやさしい」食育を実践していたことがきっかけとなり、食育を受けている子どもと受けていない子どもで、尿中のナトリウムとカリウムの比率（Na/K 比）を比較したところ、食育を受けていた子ども達の Na/K 比が有意に低く、バランスよく食べられている可能性を確認しました。

実はその時、高血圧を予防するには、ナトリウムに対して、カリウムの摂取量を増やすことが基本的な考え方になっていましたが、カリウムというと、多くの管理栄養士は「野菜や果物、いも類」の摂取を推奨していました。しかし、淡路島の食育で推奨されていた「ま（まめで大豆）、ご（ごまで種実類）、わ（わかめで海藻）、や（さい）、さ（かな）、し（しいたけで茸類）、い（も類）」食材は、すべてカリウムが豊富な食材であることに気が付いたのでした。

要するに、ナトリウムを体外へ上手く排泄するために必要なカリウムは、野菜や果物、いも類以外にも、「まごわやさしい」食材、大豆製品、種実類、海藻類、きのこ類にも多いこと、また、それだけでなく、「まごわやさしい」食材には、人に必要な栄養素であるビタミン、ミネラル、食物繊維が多く含まれていることにも気が付きました。

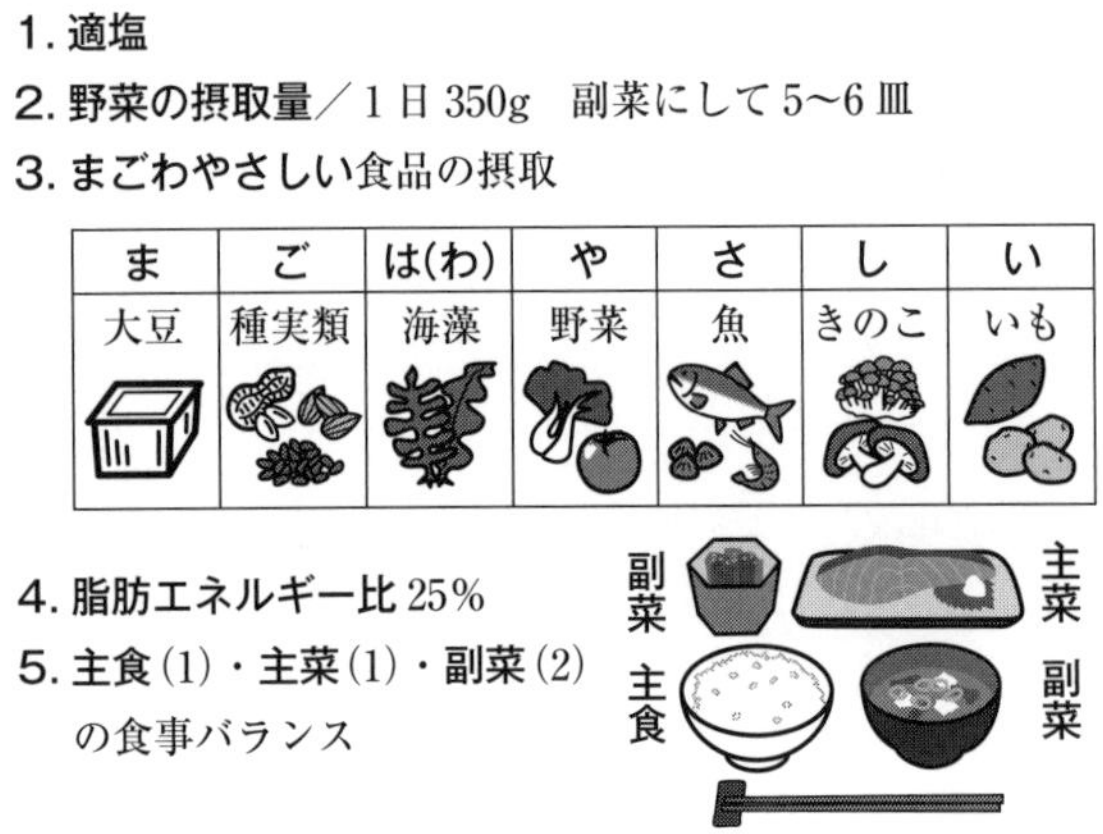

図1 Healthy＋のきれいで元気になる食事のポイント

二〇〇八年に西宮市で立ち上げた食育グループHealthy＋（ヘルシープラス）では、毎年、食育の科学的な根拠を学んだ学生や一般の方々が、体験食育講座でお披露目する「美・ランチ」の開発を進めています（図1）。この「美・ランチ」は、毎日食べ続けると二週間でNa/K比が改善[1]したり、一カ月で動脈硬化指数が改善[2]したりするなどの研究成果が得られた献立の基準になります。二〇二一年度も五組のグループが「適塩でまごわやさしい」献立を作成しました（写真1）。適塩は、少しの調理の工夫で美味しく仕上げることが可能であることが分かっています。そして、栄養士や管理栄養士という専門職でなくても、コツをつかむことで作成する事が可能なのです。このような地道な食育活動を継続することで、微力ながら研究成果の社会還元に貢献できていると理解しています。

実は、食育という言葉を日本で最初に使った石塚左玄さんは、福井県の出身です。明治三一年に『通俗食物養生法』で説かれている養生論で既に「陰陽調和論（ナトリウム・カリウム均衡食論」の記載があり感銘を受けました。

また、小浜市出身の杉田玄白先生も西洋医学の権威ですが、庶民にもわかりやすい養生訓で「医食同源」を説かれています。

福井県は今でも食材が豊かな土地であることから、その豊かな食材を利用した美味しい「適塩でまごわやさしい」献立を作ることも可能なのではないかと思っています。献立のヒントは、食育グループ Healthy+ のホームページでも紹介していますので、ご興味のある方は、是非、ご利用いただきたいと思います。

また、いつでも「美・ランチ」メニューが食べられるよう私共のＮＰＯ法人世界健康フロンティア研究会（http://www.whf-i.org/）では、二〇二一年春に研究部門を立ち上げました。実際にそれらの食事を摂取して Na/K 比など尿中の栄養バイオマーカーが確実に改善できる食環境の構築に尽力しているところです。

二〇〇八年から研究成果の社会還元として科学的根拠に基づく食育活動をはじめましたが、今でもそれが継続できているのは、「御食国」の小浜市から「食育と地域活動」部門で杉田玄白賞を頂いたことが心の支えだと感謝しています。これからも、食育研究の傍ら、少しずつでも食材そのものの味が美味しく感じられるような、より健康的な科学的根拠に基づく食環境の構築を目指していきたいと思っております。

注

(1) 平成一九年度食育モデル民間団体実践活動事業・にっぽん食育推進事業、「食事バランスガイド」を活用したモデル的取組の促進、「食事バランスガイド」を利用した生徒が行う食堂献立改善計画」、実施責任者:森真理、公益社団法人兵庫県栄養士会

(2) M Mori, Well-Balanced Lunch Reduces Risk of Lifestyle-Related Diseases in Middle-Aged Japanese Working Men, Nutrients, 2021, 13, 4528. https://doi.org/10.3390/nu13124528

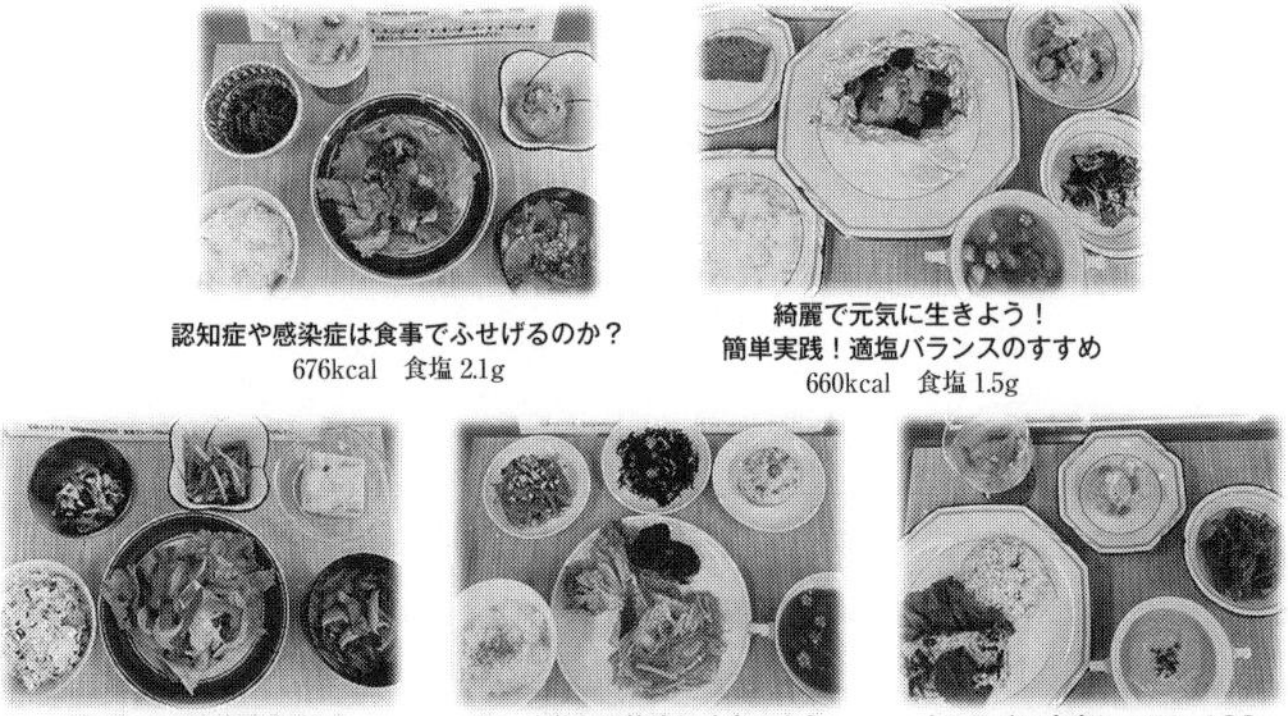

認知症や感染症は食事でふせげるのか？
676kcal　食塩 2.1g

綺麗で元気に生きよう！
簡単実践！適塩バランスのすすめ
660kcal　食塩 1.5g

ポストコロナを令和食で
元気に生きる
674kcal　食塩 2.1g

楽しく学んで美味しく食べよう
幼稚園児の食育レシピ
666kcal　食塩 1.9g

オンライン食育レッスン 123
幼稚園児の食育レシピ
655kcal　食塩 2.1g

写真1 Healthy ＋の基準に則って作成された献立

テーマ：食

非正物不可苟食
――日本型食生活の健康への役割

村田昌一

近年、日本では高血圧、糖尿病、動脈硬化症、心臓疾患等の生活習慣病の患者さんが年々増加し、健康に老いることが難しい時代となってきました。この原因には穀類、豆類、野菜類、魚介藻類などのいろいろな食品の素材を使う日本型の食事組成（日本型食生活）から脂質、砂糖の含量が多く、畜肉類、乳製品主体の欧米人の食生活（欧米型食生活）へと変化したことが一因となっていると考えられています。

日本型食生活の健康への役割

日本型食は食品素材の種類の違いだけではなく、いろいろな食品素材を組み合わせ、さらに味、色、香りを楽しむ文化であり、そのために蒸す、焼く、揚げるなどで調理を行うことが特徴だと考えます。しかし、この特徴は食品素材の中、あるいは組み合わされる食品素材の間でいろいろな機能性成分もまた組み合わされ、複雑な組成となり、さらに調理により、それらが熱やその他の成分により変化を受ける可能性を意味しています。

これにより、機能性成分は作用が強まったり弱まったり、あるいは完全になくなることも予想されます。そのために、食品のほんとうの機能を確認するには「食品まるごと」や「いろいろな食品の組み合わせ」、すなわち「実際の食生活に即した科学的検討」が必要だと考えます。

ワカメ「まるごと」は血液と肝臓中の中性脂質濃度を低下させます

そこで、水産食品素材丸ごとの摂取がヒトの健康へ与える影響を明らかにすることを目的として動物実験を行いました。

乾燥ワカメの粉末をいろいろな量で含むエサで実験動物（ラット）を三週間飼育し、ワカメを含まないエサを食べたラットと血液と肝臓中の脂質濃度を比較しました。すると、ワカメを食べると中性脂質の濃度が低下しました。さらにその原因が脂肪の代謝の中心となる肝臓の「脂肪を分解する作用」を高めた結果だと分かりました。

このことから、ワカメが高中性脂質血症や動脈硬化症などの予防に役立つとともに、肝臓での中性脂質の分解を高めることから肥満の予防にも役立つと推察します。

ワカメと魚の食事メニューではこの効果が増殖します

ここで食生活を考えてみましょう。ワカメのみそ汁と焼き魚、実はこのメニューには複数の機能性成分が組み合わさっています。魚に含まれるイコサペンタエン酸（ＥＰＡ）とワカメです。どちらも血液と肝臓中の中性脂質濃度を下げる作用があります。同様の作用を持つ二つの食品が組み合わされるとその作用はどのように変動するでしょうか。

ＥＰＡを含む魚油を入れたエサ、ワカメを入れた餌、および魚油とワカメを同時に入れたエサをそれぞれラットに食べさせました。その結果、ワカメと魚油を同時に入れたエサが最も血液と肝臓の中性脂質濃度を下げることが確認されました。この結果は水産食品を組み合わせる日本型食生活が健康に良いとの一つの科学的証明になると考えます。

魚食（魚を食べること）は血栓（血のかたまり）の形成を調節します

最近、高齢者や働き盛りの壮年層に脳梗塞や心筋梗塞で亡くなる方が増えています。これは血液中に血のかたまり（血栓）ができ、脳や心臓の血管を詰まらせることが原因とされています。これら病気の予防には血液が異常に固まること（血液凝固）を予防することと余分な血栓を溶かすこと（線溶《せんよう》）が重要であると考えます。

これまで魚を食べることはEPAなどの高度不飽和脂肪酸が血液凝固を抑えることで血栓の形成を防ぐと報告されてはいますが、どうもそれだけで魚食の血栓形成の予防作用は説明できないようです。そこで、魚のどの成分が、どのような働きで血栓形成を予防しているかを実験することにしました。

魚のタンパク質に血栓を溶かす働きが見つかりました

イワシからタンパク質を調製し、実験動物（ラット）に食べさせ、血液が固まる時間（血液凝固時間）や血液が凝固するためのいろいろな因子量（血液凝固因子活性）、できた血栓を溶かす力（血液線溶系因子活性）への影響を測定し、魚の油のみを含むエサを食べたラットのそれと比べました。その結果、魚の油には血液の凝固を抑える作用はありましたが、血栓を溶かす作用は見られませんでした。

一方、魚のタンパク質は血液凝固を抑える作用は弱いのですが、できた血栓を溶かす作用は強いことがわかりました。これらの結果から、魚食による血栓形成を予防する作用は「魚の油による血液の凝固を抑える作用」と、「魚のタンパク質による、できた血栓を速やかに溶かす作用」が組み合わさった作用であることが分かりました。

これらの実験より、魚を丸ごと食べる食生活が脳梗塞や心筋梗塞などの余分な血栓の形成が原因となる疾病の予防や治療に有効な食生活であることが科学的に解明できたと考えています。

私たちは食品の機能性成分は食品から取ることが原則だと考えます

食品中に機能性成分が見つけられて以降、機能性成分を食品から抽出し、純度を高めた機能性食品や特定保健用食品が数多く市場に出ています。その一方、これら製品は、「ほんとうに効果があるの？」、「多量に長期間食べても安全？」など、いろいろ疑問視されています。私たちはできる限り食品に含まれる機能性成分は食品素材の形で、すなわち食生活の中で食事メニューとして食べることが効果的ではないかと考えます。健康な老後生活のために、水産食品を主体とした日本型食生活を見直そうではありませんか。

テーマ：高齢、食

超高齢社会と認知症
―「食」で認知症予防をめざす

山田 正仁

1．超高齢化と認知症

杉田玄白先生は六八歳の時に長寿の秘訣として「養生七不可」の教えを提唱したといわれています。玄白先生の時代、平均寿命は三〇歳台でしたが、玄白先生は当時としては稀な八四歳の長寿を全うされました。二〇二〇年、平均寿命は女性が八八歳、男性が八二歳になり、さらに寿命は伸び続け、半数以上の子供が一〇〇歳以上まで生きる時代がくると予想されています。

社会の超高齢化に伴い問題になるのは認知症です。二〇二〇年の時点で、全国の六五歳以上の高齢者のうち認知症を有する人の率は約一七％（約六〇二万人）と推定されていま

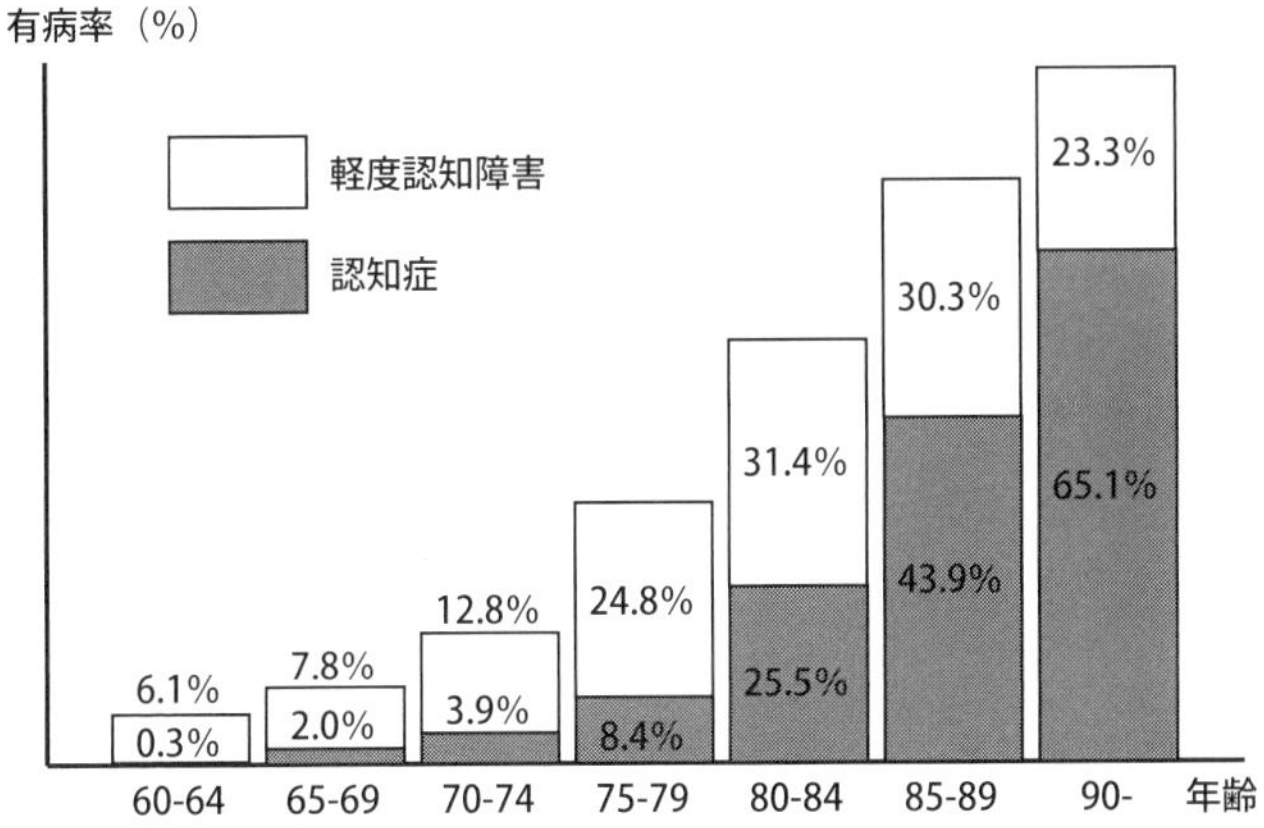

認知症の年代別の有病率

す[1]。筆者らは二〇〇六年以来、石川県七尾市中島町において六〇歳以上の地域住民の方を対象に認知症について調査してきました（「なかじまプロジェクト」）[2]。

そこで、六〇歳から五歳きざみの年齢階層ごとにみていきますと、年齢が上がるにつれて認知症の率は上昇し、認知症は八〇歳から八四歳では二三%、八五歳から八九歳では四四%、九〇歳以上では六五%を占め、長生きすれば認知症になるのはごく普通のことであることがわかります。このように、寿命が伸び続ける一方で、認知症が大きな社会問題になってきました。

2．認知症と生活習慣

認知症を引き起こす原因は何なのでしょうか？

二〇二〇年、有識者からなる委員会から、注意すれば改善することが可能な認知症の危険因子が一二個あり、それらのリスクを合計すると全世界の認知症の約四〇％に相当する、すなわち、それらが全てコントロールできれば全世界の認知症の四〇％が減少する可能性があることが提言されました。残りの六〇％には遺伝的な危険因子や不明の因子が含まれます。

改善可能な一二個の危険因子には、不十分な教育、高血圧、難聴、喫煙、肥満、うつ状態、身体運動の不活発、糖尿病、社会的交流の不活発、アルコール多飲、頭部外傷、大気汚染が挙げられています[3]。その中には、〝悪い〟生活習慣（喫煙、アルコール多飲、肥満、運動不足）およびそれらに関係する生活習慣病（高血圧、糖尿病）が含まれています。

認知症を引き起こす病気にはいろいろあります。一番多いのはアルツハイマー病で認知症全体の約三分二を占めます。その他では、脳の血管の病気が原因の血管性認知症、脳にレビー小体という構造物が出てくるレビー小体型認知症といった病気などがあります。

〝悪い〟生活習慣や生活習慣病は血管の動脈硬化を悪化させますので、血管性認知症につながることは明瞭です。しかし、近年の多くの地域研究は、そうした生活習慣に関わる因子がアルツハイマー病の危険因子でもあることを示しています。〝悪い〟生活習慣を改善し生活習慣病をコントロールすることは、動脈硬化に関わる血管の病気ばかりでなく、認知症全体を予防することにつながる可能性がありますので、絶対お勧めです。

3．「食」による認知症予防をめざして

生活習慣には食事や運動がありますが、それらの中で、認知症の過半数を占めるアルツハイマー病を予防できる証拠があるものはあるのでしょうか？　残念ながら、現時点では、科学的根拠が確立しているものはありません。

私達は食品や食品化合物による認知症の予防法の開発を行ってきましたので、それを紹介します[2]。「なかじまプロジェクト」で、認知機能正常の地域住民の食品摂取習慣の中で、将来の認知機能低下のリスク減少と関連する因子を探索しました。そこで、出てきたのが緑茶の摂取量やビタミンCの血中濃度です。ここでは緑茶関係の研究を紹介します。

私たちは緑茶などの食品に含まれる有効成分としてポリフェノール類に注目しました。アルツハイマー病の脳にはアミロイドβ（Aβ）というタンパク質が凝集して固まっています。そこで、試験管の中でAβが凝集する試験管内モデルや脳内でAβが凝集する動物モデルを用いて、Aβ凝集を抑制する効果を有する食品ポリフェノールを探しました。そ

の結果、ロスマリン酸というポリフェノールが最も優れた効果を示しました。

そこで、ハーブの一種であるレモンバームからロスマリン酸を豊富に含む抽出物（試験食品）を作成しました。まず、健常者が試験食品を安全に問題なく服用できることを確認した後、軽度のアルツハイマー病患者さんを対象に二四週間の試験を行い、試験食品が神経精神症状の悪化を抑制することを示しました。さらに、その認知症予防効果をみるために、非認知症の地域住民の方々を対象に九六週間の試験を行っています。

今後の研究の進展により、こうした食品成分などによる認知症予防の科学的根拠が確立されることが期待されます。

注

(1) 内閣府　平成二九年度高齢社会白書、二〇一七
(https://www8.cao.go.jp/kourei/whitepaper/w-2017/zenbun/29pdf_index.html)
(2) Yamada M. Neurol Clin Neurosci (published on line: 26 April 2021) (https://doi.org/10.1111/ncn3.12505)
(3) Livingston G, et al. Lancet 396:413-446, 2020 (https://www.thelancet.com/action/showPdf?pii=S0140-6736%2820%2930367-6)

テーマ：薬

ポリファーマシーって言葉ご存じですか？

白波瀬 正樹

皆さんはポリファーマシーという言葉を耳にされたことはあるでしょうか？『多くの』という意味の『ポリ（poly）』と、『くすり（薬）、薬局』という意味の『ファーマシー（pharmacy）』の、二つの言葉から構成されています。そのまま読むと『多くの薬』となり、必要以上にたくさんの種類のお薬を飲んでいることを表しています。

それでは、たくさんの種類の薬って、いったいいくつぐらいを表すのでしょうか？

実は、単に服用する数が多いことではないため、具体的な数字（量）は定まっていません。例えば、合計一〇種類の薬を飲んでいるからポリファーマシーというわけではありません。厚生労働省がまとめた高齢者の医薬品適正使用の指針（総論編）では、ポリファーマシーとは『多剤服用の中でも害をなすもの』と定義されています。

その指針には、七五歳以上の四〇％以上が五種類以上、また、約二五％の方が七種類以上の薬を用いて治療（使われている）されていること、一方で六種類以上の薬を常に使っていると薬物有害事象（薬による有害事象）が増加することが書かれています。

ということは、高齢者の方々には、きちんとポリファーマシーという言葉を覚えてもらわないといけませんね。

それでは、今自分が使っている（飲んでいる）薬は、どの症状の治療ために医師から処方されたのか理解できているでしょうか？　また、分からないときは誰に聞きますか？　かかりつけ医のお医者（医師）さん？　かかりつけ薬局の薬剤師さん？　家族？　人それぞれ違うと思いますが、自分が飲んでいる（服用している）薬が何（症状）のために処方されて渡されているのかを分かっていなければ、誰に聞いても答えが見つからない場合があります。

それではどうすればいいのでしょうか？

薬剤師の立場から言えば、それはズバリ、薬を飲まれる皆さんが『おくすり手帳』を持ち活用されることをお奨めします。いつどこで処方（受け取り）された薬か分かるだけでなく、その薬の飲み方や注意することも書いてあります。

もし、複数の病院や医院（医療機関）、或いは別の診療科（内科と循環器科など）にかかっている（受診している）場合は、同じ成分の薬が重複して処方されていないか（でていないか）確認することが、薬を飲まれている皆さんだけでなく、処方する側の医師、或いは調剤をする薬剤師にも分かりますので、薬の不必要な重複を未然に防ぐことができます。

薬が重複してしまうと、当初治療のために必要な薬の飲む量が二倍になったり、或いはそれ以上になり、治療により、予期せぬ副作用を起こす可能性があります。

ただし、『おくすり手帳』は必ず一人一冊としてください。三つの医療機関に診てもらっているからといって、『おくすり手帳』を別々に三冊持っていたら、薬が重複しているかどうかの確認が医師も薬剤師もできません。

また、ドラッグストアで購入したお薬（ＯＴＣ薬）や、サプリメント（健康食品）類にも注意する必要がありますので、『おくすり手帳』のメモ欄に薬の名前と飲んでいる期間を書いておくことをお奨めします。さらに、ご自分で気づいた症状があれば、『おくすり手帳』にメモしておき、次の診察時に医師に見せることで副作用を早期発見できたり、薬を変更処方していただけたり、更には症状の重症化防止にもつながる場合もあります。

このように『おくすり手帳』は、多くの方々に必要性を理解されるようになってきており、持っている方の割合はどんどん増えてきています。

しかし、まだ、『おくすり手帳』の名前を聞いたことがない方もおられるようです。今日をきっかけにしていただき、さらに『おくすり手帳』の普及率が上昇することを期待しております。

さあ、『おくすり手帳』をすでに持っている方は　自分の活用方法が正しいかどうか、また、改めて『おくすり手帳』の中身の確認をしてみませんか？　意外と新しい発見があるかもしれませんよ。

テーマ：運動

がん患者がモンブラン登頂をめざす

浜崎　博

運動やスポーツは人の健康にどのように関わるのでしょうか？　本稿では、重篤疾患を有する患者さんと運動、スポーツについて述べたいと思います。

1．心臓病のスポーツリハビリテーション

筆者は一九八二年から京都大学心臓リハビリチームの一員として、虚血性心疾患（主に心筋梗塞、狭心症）の患者さんに対するリハビリテーション（以下リハビリ）に携わってきました。当時、一九八〇年代は心筋梗塞や狭心症を発症した場合まず「絶対安静」でした。その状況下、京都大学心臓リハビリでは患者さんにスポーツを指導し治療効果を高め社

会復帰を目指しました。心臓病患者へのスポーツ適用は既に一九五〇年代にイスラエルで開始され、その後ドイツ（西ドイツ）で盛んに行われ効果をあげていました。

現在、「リハビリ」という言葉は怪我や事故、および手術などで退院までの間、体力回復のために行う医療、すなわち機能回復訓練の意味で使われております。しかし、「リハビリ」は本来社会復帰、復権、名誉回復、再建の意味を持っています。

そのような観点から、京都大学心臓リハビリは患者さんの社会復帰と人間性回復を目的としてスタートしました。

2．なぜスポーツなのでしょうか？

スポーツが行われる状況は、一般社会生活と離れた非日常という状況で、技術と体力と対戦相手が複雑にかかわる中で行われます。

そこでは、普段の生活と一線を画された自己が存在し、その人が持つ本来の精神・心理的充足を得ることができます。スポーツにおける「集中」がまさしくそれであり、特定の対象に対して心を留め、積極的に意識を注ぐことによりその対象に「とらわれ」の状況をつくりだします。

スポーツ中は、勝敗や他の設定目標を達成するため一瞬一瞬に集中し、その瞬間は非日常的な忘我の境地になります。このような時間、即ち病気であるという意識、過去からの縁や将来への不安等様々な雑念から解放された「この瞬間」をできるだけ多く、そして頻繁に体験することによって精神・心理的効果が得られます。

3. スポーツと禅

例えばテニス中、まさにボールを打とうとする時、その瞬間全てが集中した時間になります。すなわち、「無」の状態になり自分が病気で毎日不安な生活を送っている……そのような負の精神状態から解放される瞬間なのです。スポーツにはこのような瞬間が多々発生します。継続により、テニスを始めて終わるまでの時間、あるいはテニスをするために家を出た時間から帰るまで、そしてテニスの日……とテニスを行うことに関連する時間・日へと延長し、その時間は病気であることを忘れ、本来の自分の姿に戻ることができます。すなわち禅の修行と同じ場面がスポーツに存在するのです。

自分が病気であるという負の精神状態を可能な限り減らしていくこと。これが病気に対するスポーツリハビリの最大の目的であり効果なのです。

一九八七年「生きがい療法」[1]としてモンブランに登った患者さんは、まさに「モンブラン」を考えた時、自分ががん患者であることを忘れ、必死にトレーニングされたことでしょう。モンブランが「がん」の様々な苦しみを解放し治療効果や社会復帰、生きがいに大きな効果をもたらしたと考えられます。

4．こころとからだ

杉田玄白の『養生七不可』や貝原益軒の『養生訓』にも「こころの養生」が一番に書かれています。何より穏やかなこころで日常をおくること、スポーツはそのための効果的な方法として位置づけられます。

注

(1)平尾彩子『モンブランに立つ—”生きがい療法“と勇気あるガン患者たちのドラマ』、リヨン社、一九八八

テーマ：心

けふの今こそ　楽しかりけれ

山村　修

江戸時代にもメンタルヘルス（こころの健康）の不調はありました。心の不調には環境変化が欠かせません。その対策は、今も昔も変わらないようです。では、具体的にどのような対策を取っていたのでしょうか。

厚生労働省の労働安全衛生調査（二〇二〇年）によると、過去一年間にメンタルヘルス不調を理由に連続一ヵ月以上休業者または退職者がいた事業所の割合は平均で約四六％でした。

ところが、内訳を見ると規模が大きい事業所ほど休・退職者を生じる事業所の比率が高くなり、一〇〇〇人を超える事業所では実に九〇・三％にも達しています（次ページの図参照）。

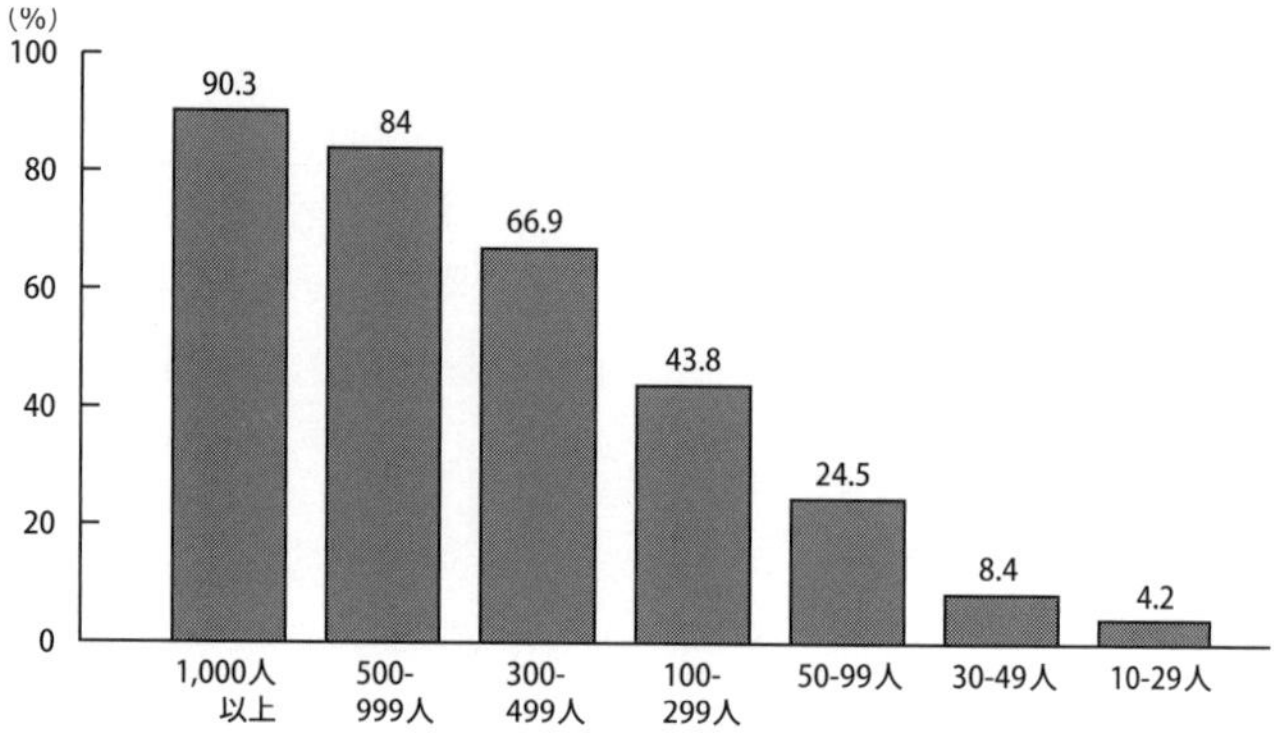

メンタルヘルスの不調により連続1ヶ月以上の休業者
もしくは退職者を生じた事業所の割合（2020年）

組織が大きくなるほど管理体制も厳しくなり、自分の仕事の成果や達成感を見出しにくくなるのかも知れません。江戸時代の産業で一〇〇〇人を超える組織を持つのは公儀（幕府）と藩です。当然、この両者にもメンタルヘルス不調を訴える役人は大勢おられたでしょう。本稿では岩下哲典著『病と向き合う江戸時代』から、メンタルヘルス不調に悩む藩役人の勤務状況と職場である藩の対応を眺めてみましょう。

天明八（一七八八）年正月、御三家の大藩、尾張藩五八万石の小納戸役（一五〇石）、小山田勝右衛門は「気分不快《きぶんふかい》引籠《ひきこもり》」状態で出勤不能となりました。その報告は名古屋城内の上司である御用番頭を通じ、「中奥」の責任者である御用人に伝えられています。以後、小山田への対応を巡り、上司と同僚はあの手この手を尽くします。

小山田の天明八年の勤務状況は以下の通りでした。

一月　三日間欠勤
二月　半月間欠勤（直前七日間は京都出張）
三月　半月間欠勤（同月一六日は無断早退）
四月　勤務日削減　勤務は三日間のみ
五月　一三日間勤務
六月　江戸転勤予定のため休暇取得
　実弟の急死で一〇日間の忌引き、四五日間の服喪
七月　三日間勤務し、以後欠勤
八月　江戸下屋敷に転勤

小納戸日記からは、同僚たちが小山田の欠勤のたびに勤務表を書き換えている様子がうかがえます。彼らも予定変更で苦労が多かったようです。当初、小山田の上司は彼の業務を見直し、京都出張や藩主家族の代参（神社への代理のお参り）などの業務で気分転換を

図ろうとします。

しかし事態は改善しません。そこで上司は、勤務日を一時的に減らそうと試みます。四月の勤務はわずか三日間。休養は十分とみて五月は一三日間に戻しますが、満足な勤務状態には戻らなかったようです。ここまで五か月の勤務状況を見て、上司は配置転換を決意します。

六月に入ると小山田には江戸下屋敷への転勤が打診され、引っ越し準備のため一〇〇日間の休暇が許されます。ところがここで、小山田の実弟が急死します。休暇は一〇〇日間の忌引きと四五日間の服喪に変更され、七月に入ると小山田は出勤を命じられます。しかしわずか三日で再び欠勤…。八月二三日、正式に江戸下屋敷勤務を命じられ、小山田は名古屋を去ります。

小山田のストレスはいろいろあったと思いますが、最大のストレスは無断早退が藩主にバレたことでしょう。「中奥」は藩主の日常生活の場なので、小納戸役の小山田が藩主本人と接する機会は多かったのです。このため三月一六日の無断早退に藩主・徳川宗睦は気付きます。小山田は藩に「差し控え」、つまり謹慎の伺いを立て、上司は江戸の上役に使いを走らせます。その結果、同月二八日に届いた返答は、「差し控えには及ばず」でした。

このように、尾張藩は欠勤を繰り返す小山田に寛容な態度を示し続けました。立藩以来一八〇年余り。巨大組織・尾張藩はメンタルヘルスに関し、多くの経験を積んでいたのかも知れません。小山田は江戸詰めの後も尾張藩に勤務し続け、享和三（一八〇三）年に死去しました。家名は存続し、跡目は惣領の新之助が継ぎました。

小山田勝右衛門の晩年にあたる享和元年、まだまだ現役で、江戸・浜町で副業の診療所を経営していた杉田玄白先生は六九歳を迎えていました。一〇月晦日、玄白先生は擬人化した文房具達が書斎で酒宴を開いている様子を描き、その上に戯文を書き込んで一幅としました。タイトルは「鶴亀の夢」。末尾には、あくせくと働く世情の人々に向けたクールな一首が掲載されています。

過ぎし世も　くる世もおなじ　夢なれば　けふの今こそ　楽しかりけれ

同じ年に、玄白先生は近親者に『養生七不可』を送りました。その第一条は「昨日非不可恨悔」、第二条は「明日是不可慮念」とあります。

「鶴亀の夢」の一首と合わせると、「クヨクヨするなよ」、「Take it easy！」が玄白先生のメッセージと思われます。それにしても、心の持ち方を七不可のトップに据えるあたり、玄白先生の患者さんにもメンタルヘルスの不調を訴える人は多かったのでしょう…。

テーマ：性

玄白先生と江戸の梅毒

山村 修

梅毒は細菌の一種である「梅毒トレポネーマ」によって発生する感染症で、性行為によって感染します。人類の存続に性行為は不可欠であることから、長く人類を悩ませてきた疾患でもあります。

梅毒の起源は北米大陸とする「コロンブス説」が有名ですが、異説もあります。我が国最古の梅毒の記録は戦国時代真っただ中の永正九（一五一二）年で、京都の医師・竹田秀慶の『月海録』とされ[1]、戦国屈指の文化人である三條西実隆が歌日記『再昌草』に収録した一首からも感染拡大の様子が伺えます（同年四月二四日）。

道堅法師、唐瘡《からかさ》（梅毒のこと）をわづらふよし申したりに、戯れに、

「もにすむや　我からかさを　かくてだに　口のわろさよ　世をばうらみじ」

進行した梅毒では鼻や顔面の一部に欠陥を生じる場合があり、罹患した道堅法師は「口のわろさよ」と自らの症状を呪っています。

戦国時代の後半に入ると南蛮貿易などでさらに海外交流は拡がり、感染者は増加しました。戦国武将の加藤清正や、徳川家康の次男、結城秀康も梅毒に罹患したことが指摘されています(2)。

宝暦七（一七五二）年、二五歳の杉田玄白先生は江戸の日本橋通四丁目に開業され、小浜藩での勤務と自らの診療所経営のダブルワーク状態となりました（口絵参照）。玄白先生は頻繁に訪問診療に出られており、北は浅草から南は芝・麻布まで、東は本所・深川から西は青山・渋谷までと、江戸中を回っておられました。診療所は火災などで移転を余儀なくされますが、日本橋を離れることはありませんでした（同 箔屋町、同 堀留町）。

先生の訪問が最も多かったのはもちろん日本橋界隈ですが、次いで多かったのは浅草と本所・深川でした。高名な遊廓や岡場所のある地域です。江戸後期に入ると性行為感染症

のパンデミックは激しくなり、江戸市中の人骨調査から推計される梅毒患者の頻度は五・四%と報告されています[4]。自らの診療エリアでパンデミックに直面した玄白先生は、人生の後半を梅毒診療に捧げることになります。その経緯を、先生は随筆『形影夜話』の中で述懐されています[3]。

「生得不才（生来不才）」と自らを戒めていた玄白先生は、ある日、せめて一病だけでも嚢中の物を探り取るように容易に処置できるようになりたい、と決意されます。そこで選ばれたのが梅毒でした。

先生が「黴瘡（梅毒）ほど世に多く難治にして人の苦悩するものはない」と感じるほど、梅毒は身近な疾患でした。そこで先生は梅毒の専門家と聞くと必ず尋ね歩いて、その治療法を学び、実践しました。また自らの蔵書だけでなく他人の秘蔵書まで読みつくし、「数百処方を輯録（収集）」し、個々の患者さんに合わせて処方しました。

しかし、納得のいく治療には至りません。そこで導入を試みたのが、長崎の出島に伝わる西洋医学の「水銀療法」でした。今では全く効果が認められていないこの治療法も、一九世紀初頭では世界の先端医療でした。玄白先生は出島のオランダ通詞（通訳）であった吉雄耕牛先生から昇汞水《しょうこうすい》（＝水銀水）の製法を入手すると、その製法を秘蔵することとなく遠方の弟子に手紙で伝えました[5]。その様子から察すると、数多くの患者さんに投与されたものと思われます。

やがて、治療推進の旗頭の一人となった玄白先生の元には診療依頼が殺到し、文化七（一八一〇）年には「病客は日々月々に多く，毎歳千人余りも療治するうちに，七八百は梅毒家なり」、つまり一年間の受診者一〇〇〇人のうち七〇〇〜八〇〇人が梅毒という状況になりました[3]。

もちろん、満足のいく治療成績は得られません。随筆（『形影夜話』）に「さして変わりなし」と正直に書いているところは、果敢に新治療に挑んだ玄白先生の凄みでしょうか。梅毒の不幸を目の当たりにしていた玄白先生は、この病を治したいと強く決意されたに違いありません。その一方で、冷静に自身の治療成績を分析し、世間の自分へ高評価を「虚名」と言い切って、名声に溺れることはありませんでした。

梅毒の治療薬であるペニシリンの登場は玄白先生の逝去（一八一七年）から百十一年後です。世が明治になっても、水銀療法は梅毒治療の主流でした。ちなみに水銀療法の「水銀」は無機水銀か有機水銀かが問題です。無機水銀の代表は硫化水銀。つまり水銀朱で、日本では古代から顔料として使われています。有機水銀の代表はメチル水銀。水俣病の原因物質です。その製造法が確立したのは一八六八年です。

そうすると玄白先生が使われたのは無機水銀ではないかと思われますが、詳細は伝わっていません。先生はどうやって水銀を手に入れられたのか、気になるところです。

『養生七不可』の一節に「壮実を頼んで、房をすごすべからず」と挙げた玄白先生。壮実の「壮」は働き盛りを示す漢字であり、社会的な責任を負う世代を示します。一読すると、人生で最も忙しい時期に、夜の営みを過ごして疲労を貯めることを戒めているようです。しかし毎年一〇〇〇人の梅毒患者さんを四〇〜五〇年間も診てきた玄白先生には、もっと深い思いがあるのかも知れません。

注

(1) 柳原保武、柳原格「内科 - 一〇〇年のあゆみ（感染症）」、『日本内科学会雑誌』第九一巻 第一〇号、一七九〜一八五頁、二〇〇二年

(2) 加藤茂孝「人類と感染症の闘い」、『モダンメディア』六二巻五号。一七三〜一八三頁、二〇一六年

(3) 松崎欣一『杉田玄白晩年の世界』慶應義塾大学出版会、二〇一七年

(4) 鈴木隆雄『骨から見た日本人』講談社、一九九八年

(5) 片桐一男「江戸時代、東西医学の対話」、『日東医誌 Kampo Med』五五(5)、六二七〜六三八頁、二〇〇四年

謝辞：執筆にご協力いただいた伊藤久美子氏に感謝いたします。

テーマ：心

杉田玄白のマインドフルネス

森下 隆

長生き玄白の晩年の欲望

いかに長寿時代とはいえ、老いは不可避です。

三島由紀夫は遺作となった作品『天人五衰』で「老いは正《まさ》しく肉体と精神の双方の病気だったが、老い自体が不治の病だ……」と老境にある主人公に諦念と虚無のはざまでの言葉を吐かせています。

三島はこの最後の原稿を出版社の担当編集者に渡した後、自宅から市ヶ谷に向かい壮烈な自死を遂げることになります。享年四五歳でした。もちろん、私たちはこのような死を選ぶことはできません。

一方で古来、老いや死に抵抗し不老不死を望む人は絶えませんでした。不老不死の薬があるはずと探し求めることは洋の東西を問いません。西洋では錬金術にその望みをかけ、中国では仙薬「金丹」がそれであるとも言われました。秦の始皇帝に至っては、水銀を不老不死の薬として飲んでいたということです。

わが国でも、八百比丘尼の伝説は諸処にありますが、小浜にいたという八百比丘尼にとっては人魚の肉が不老不死の薬になったわけです。

不老不死の欲望が満たされて、はたして充実した人生と思うかどうかは、また別の重い問いかけですが、いずれにしても、老いと死をめぐる哲学的な問いは、永遠のアポリアというほかありません。

杉田玄白は江戸の人としては長く生きましたが、玄白自身の死生観はどうだったのでしょうか。玄白は自らの人生にほぼ満足しつつ、次のように述べています。

「私も齢《よわい》七十を超えるこの年まで生きのびたのだから。もはやこの世にこれ以上の望みとてなく、明日死んでもなごり惜しいようなことはない身の上というべきであろう」（『玉味噌』）と。

諦観の境地です。そこで、早いうちに「この世をのがれて」、つまり俗世間を離れて、隠れ家に閑居しようとも考えていたのです。そして玄白は、かの中国の陶九成（淵明）や蘇東坡に倣って、自らが望む隠居生活のあらましを書き留めておこうとしたと言います。

陶淵明と言えば、隠遁者の理想を生きた詩人とされています。役人生活に飽き飽きして、何と四一歳でその身分を捨て、大自然の中に身をおいて、悠々自適のうちにそのまま生涯を終えたということです。

昨年のこと「楽しい隠遁生活～文人たちのマインドフルネス」という展覧会が催されました（泉屋博古館東京二〇二三年）。この展覧会の目玉となる作品「林間人物図」（明時代）には、まさに飛瀑を目の当たりに自然の中で憩う陶淵明の姿が描かれていました。

詩歌や絵画に造詣が深かった玄白は、このような、陶淵明の隠遁生活を描いた絵を見ていたことでしょう。玄白自身、もはや望みもないとも言い、欲をかいてはいけないとも戒めつつも、実はまだ望みがあったのです。それは隠遁生活をどう送るかです。

古の陶淵明はさておいて、玄白が見聞するところでは、財をもって隠居した人は、自分の散財ぶりを他と比べて一喜一憂していて、「隠居したためにかえって苦しみを求める」と賢察しています。曰く、昔の賢人のようにはできないと言います。

そこで、玄白自らが著した『養生七不可』の第一項と第二項です。その教えを実践し得た隠居生活こそは、現代風に一言で言えば「マインドフルネス」ということになります。はたして、玄白は自ら「マインドフルネス」を生きようとして、実践できたのでしょうか。

玄白の当時の望みというのは実は、隠居生活のための、いわば別荘を次々と建てようというものです。それは、「一筋に世を棄てることはしない」ということでもあったのです。すでに本宅の書斎として、日本橋浜町に小詩仙堂があったのですが（『玉味噌』は小詩仙翁として執筆）、次に三谷（山谷・台東区）あたりの野辺に小さい家を、ついで鉄砲洲（中央区）の海辺に近いところにも小さな家を、さらにお茶の水（千代田区）あたりにも小さな家をと望みが膨らんでいます。

現在の東京では、どこもかしこも住宅やビルが密集していて似たようなものですが、江戸の頃は、季節に応じて移り住めば、それぞれの別荘地で、それぞれの風景を見て、それぞれの自然の風情を感じて、それぞれの季節感を味わう、という日々を過ごすことができたようです。

玄白は、それぞれの別荘地の暮らしや風景を、そして人事を見事に述べています。各地の別荘に「十日、二十日と、旅人のような気持で移り住むのだ」とも言っています。訪ねてきた友人と茶を楽しみ酒を楽しむばかりか、「興に乗じては詩を作り、歌をよみ、俳諧もするだろう」と言うのです。もちろん、友人と「気のむくままに逍遥する」こともあるだろうと述べています。

しかも、別荘に用意する「調度品」を「行箱のなかに入れる用具」として列挙し、当の行箱のイラストまでご丁寧に描いています。調度品は「むしろ物の足りないことを第一の旨」とすると言っています。曰く、茶碗《どんぶり》や手炉《てあぶり》、千里鏡《とおめがね》や自鳴鐘《とけい》、「書 詩歌集」や「法帖」ということです。

こうして玄白の述べるところを書き留めていると、まさに陶淵明に倣っての「文人のマインドフルネス」の暮らしの実践です。

世知に長けた人としての玄白

杉田玄白は同時代を代表する医師であり蘭学者であったことは言を俟ちませんが、それにしては、なかなかに世知に長けた人であったことも確かです。世知に長けたとは揶揄めいた言葉ですが、ここでは悪意ではなく、あくまで玄白の闊達な人柄や社会性のあることを意味していると解していただきたいのです。

それだからこそ、『解体新書』のような、当時にあっては危険な書で奇書ともいうべき本を出版する快挙を成し遂げることができたのです。また、玄白の医学塾でもある「天眞樓」には全国から医家を目指す若者が集まってきたのです。その門弟の数は、三百人を超えたということです（片桐一男『杉田玄白と江戸の蘭学塾』）。

その杉田玄白が平賀源内と親しくしていたことはよく知られています。平賀源内の墓所（台東区橋場）に設置されている大きな石碑には、玄白の有名な献辞「嗟非常人、好非常人、行非常事、何死非常」が碑文として彫られていて、今も見ることができます。牢獄で亡くなった源内の遺体を引き取ったのも玄白ということです。玄白が医師ということでもあったでしょうが、殺人の罪で収監されている人物に関わることを潔しとしたのは、玄白の友愛と信念の表れです。

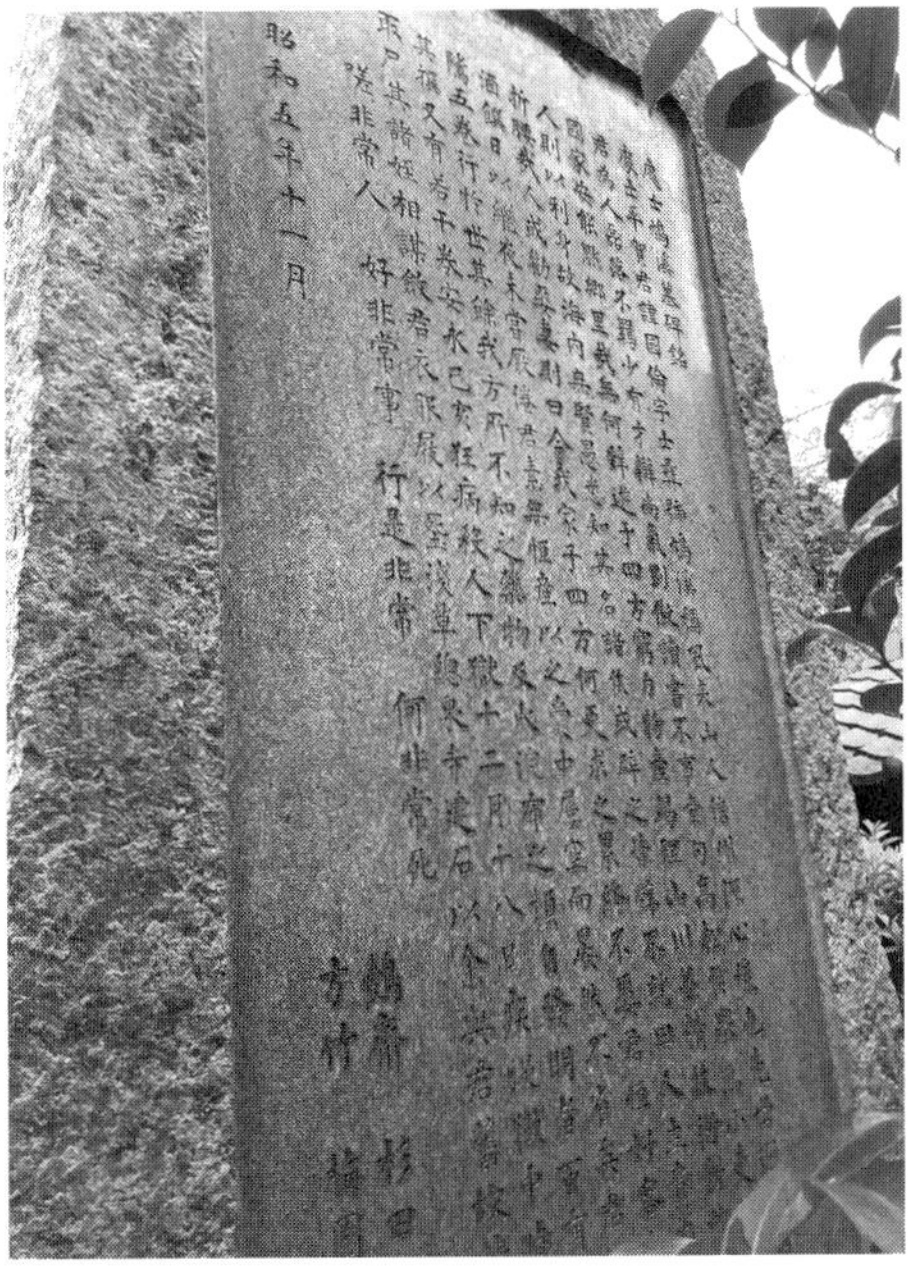
平賀源内の墓地にある墓碑銘。玄白による碑文

そもそも、玄白のような藩お抱えの医師が、日頃から源内のような「変わり者」と親しくしていたことは意外です。二人の出会いは、玄白の『蘭学事始』によれば、長崎のオランダ商館長が江戸に下ってきた折に、宿舎で多くの訪問客との酒宴が行われた、その宴席でのことでした。

玄白は書いています。「そのころ平賀源内という浪人者がいた。この男は本職は本草家だったが、生まれつき物の理をさとることがはやく、才人で、時代の気風によく合った性質の人だった」と。肩書きからすれば、藩医と戯作者ですが、オランダの学問への関心から、二人は肝胆相照らす仲となったのです。

平賀源内の死から二十年近く経って、この頃の杉田玄白は悠々自適というか、公私ともに忙しく充実した日々を送っていました。

玄白の日誌『鷧斎日録』の寛政十（一七九九）年の三月二十一日には、玄白がつくった漢詩が記載されています。題目からすれば、墨水（隅田川）に遊んで白猿の閑居を訪ねたという内容です。

人生百年を生きる人はいない、しかもその半ばは「風塵」、つまり俗世間の雑事に追われているといった述懐に始まり、その春の一日は友人と隅田川に小舟を浮かべて酒を酌み交わし、玄談を交わし、その後小舟を降りて墨堤から白猿の家を訪ねたことになっています。

文字通り漢字だけで書かれていますから、読み下しがないと正確ではないのですが、春の日の河畔の風光を愛で、飲酒酩酊し、老いを忘れて語り合い、陽が沈むのも分からなかったといった内容であることは読み取れます。

題目にある「俳人白猿閑居」が気になります。この白猿とは実は五代目市川団十郎の俳号です。五代目市川団十郎は、当時すでに引退していたとはいえ、時に舞台にも立っていたようですが、向島（墨田区）にあって自適の隠居生活をしていたのです。

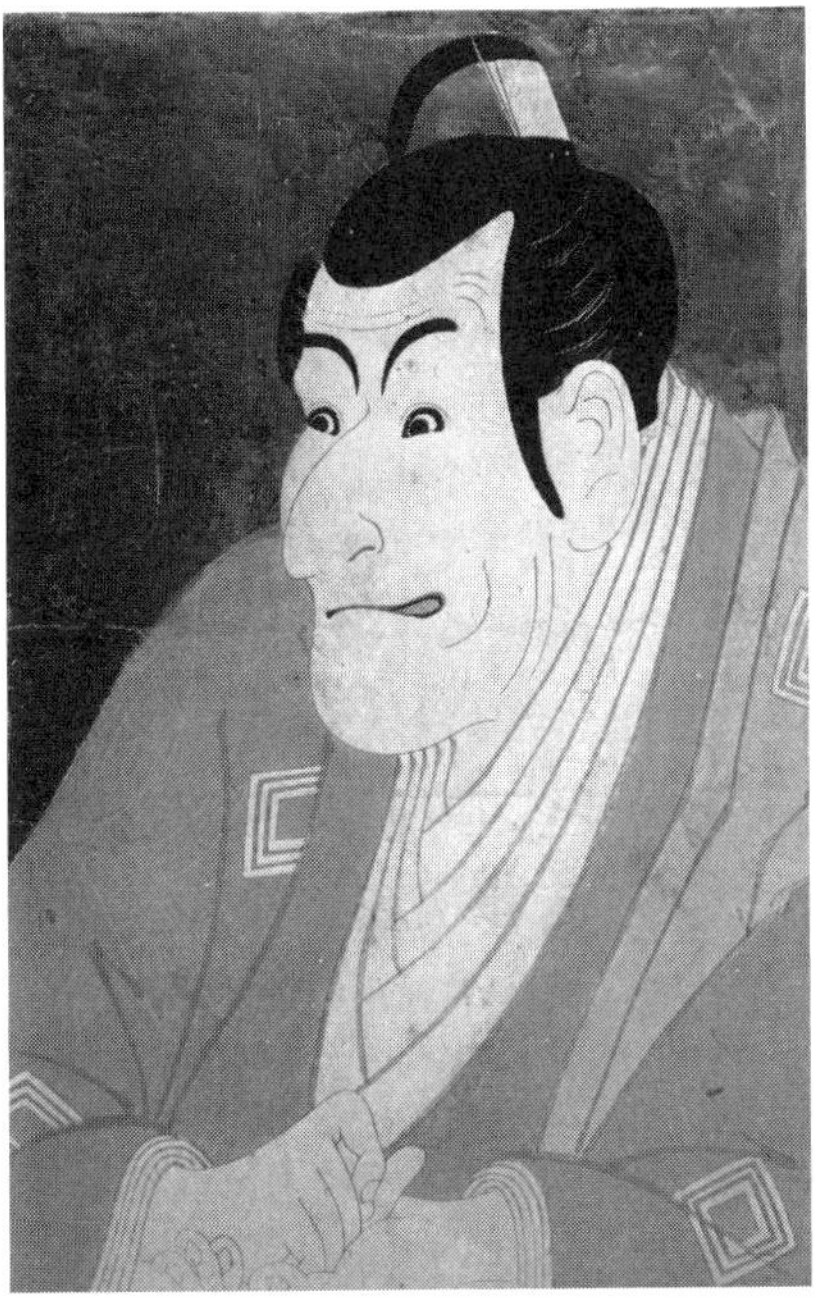

五代目市川団十郎　東洲斎写楽画

五代目市川団十郎は江戸歌舞伎の黄金時代の大スターです。その歌舞伎役者と玄白が親しんでいることは、玄白が当時、歌舞伎小屋にも足を運んでいたということにもなります。事実、玄白はよく歌舞伎を観覧していたのです。

五代目市川団十郎は、大田南畝（蜀山人）をはじめとする狂歌師たちにも大いに人気があったということから、天明期の江戸文化のサークルにいたということです。そして、玄白も医家でありながら、爛熟しつつある江戸文化を享受していたのです。

ところで、この玄白の日誌に目を通すと驚くことがあります。その日誌の自筆本『鷧斎日録』は、天明八年玄白五十歳から文化三年玄白七十四歳に至るまでが現存し、翻刻版で読むことができます。

上記の漢詩のほか、自作の歌や俳句が書き残され、さらに気候、火事や地震、自殺などのニュースも書き留め、そして何より玄白自身の日々の行動が簡潔に記述されています。驚くことに、玄白はほぼ毎日、往診に出かけていることです。つまり訪問診療ということですが、それも江戸の各地に出向いていることが分かります。藩医ですので、小浜藩矢来屋敷（上屋敷・下屋敷）があった牛込はもとより、任意の月日を参照しても、蔵前、浅草、吉原、本庄、駿河台、本郷、下谷、日本橋、京橋、鉄砲洲、丸内、月池（築地）、亀戸、深川、墨水、大門、小日向、小石川、王子などと枚挙にいとまがありません。

ほとんどは駕籠での出張でしょうが、まさに休みなしの連日のことです。吉原が突出して多いのは、やはり梅毒の流行と関わりがあるのでしょうか。そして「権門富貴の家」にも、「妓家、俳優の家」にも身分階層に関わりなく出向いていています。

既述のように、芝居見物もよくしていたので、堺町、吹屋町（葺屋町）、木挽町という地名が頻繁に記されていて、これは中村座、市村座、森田座という、いわゆる江戸三座の劇場（戯場）にしばしば出かけていたということになります。ほかにも、能、狂言、人形などを観覧していたようです。

時代が降ると、歌舞伎小屋はすべて浅草（奥山）の一郭に移され、役者は外出の折には編笠をかぶり顔を隠すことが義務づけられるなど、幕府による規制、取り締まりが厳しくなります。それはいわゆる河原者の卑しい身分に対する処遇です。ところが、玄白は足繁く歌舞伎小屋に出かけ、歌舞伎役者の家へ往診に出かけていたのです。そのことを白眼視されることもあったでしょうが、玄白は意に介さなかったのです。

江戸の自由な教養人

本稿は、杉田玄白の『養生七不可』の七不可のうち、第一の不可と第二の不可に相当する「心」の問題に関わって、玄白の晩年の活動と日々の暮らしを見ておこうとしています。いかに指南されようと、理想論であってはいけないのです。実践できなければ、意味がありません。

玄白は過去のことにこだわるなと述べ、未来のことで思い煩うなと述べています。長生きするためには、過去に過度に頓着したり未来を悲観的に見たりするなということでしょう。そういう意味では享楽的な人生観を提唱しているようでもあります。

しかし、玄白の現実の生き方を見れば、信念をもって刻苦勉励してきたことは確かであり、快楽に耽ることを抑えた暮らしを実践してもいます。決して観念的ではなく、現実的、実務的な生き方を旨としていたのです。

玄白七十歳の著作である『形影夜話』(享和二・一八〇二年)でも実に興味深いことを述べています。本書は対話形式で展開していて、玄白が質問に答えることで実に分かりやすい内容です。

まず医を学ぶ心がけを問われて、「医は技芸の一つ」と答えつつ「医者には上手・名人はまれだ」と率直に答えています。要するに、人間の体が帯びる病を治すことは難しいのだと衒いなく明言しているのです。

ほかの技芸では上手・名人が生まれやすいと主張しています。ただし、生まれつきの才能がある上に、その道に熱心でなければ、上手・名人にはなれないとしつつ、「本当に好きな人なら、名人にもなれると思う」と述べているのです。

玄白は技芸について、一般論として述べているのではありません。自らも若い頃から連歌を学んでいて、深く自覚した見方を示しています。また、洋風画家石川大浪らに絵を学び、自ら絵筆を取って絵もよくしていたのですから、玄白自身の絵の巧拙はともかく、技芸と向かい合った人だったのです。

絵画のコレクターが所蔵する名人の絵もたくさん観賞していて、「絵のことはわからない」と言いつつ、狩野探幽をはじめ狩野派の絵についても、画家の比較をしつつ専門的な論評までしています。

さらには、新井白石や荻生徂徠の儒学の教えについても学び、率直に意見を述べています。徂徠の軍学書にまで目を通して、こう述べています。「私はこれを読んで、はじめて啓発された。本当にそのとおりだ。われわれ医者もとらわれた古い習慣をあらって、面目をあらためなければ、大事業はできないとさとった」と。

玄白が実に柔軟な思考の人であることがよく分かります。

こうしてみると、学者にありがちな屈曲した見方や生き方とは無縁であったことが、時に欲望に忠実に人生を謳歌させたと言えます。また、同時代の文芸をよく観賞し、あるいは自ら実践することが、老いても率直で闊達な人柄を失わず、豊かな交友をもたらしたと思われます。

夢想家と実務家が見事にブレンドされた志操確かな教養人であったと言ってもいいでしょう。そして、しっかりとした知識、知見をもった教育者で自由な教養人として江戸の時代を生きた人であったことが、玄白を玄白たらしめていると思われます。

江戸期における医師という身分を鑑みると、玄白のような人物が生まれた必然もあるのかもしれません。

玄白の父甫仙は越後の新発田藩の藩医でした。しかし、諍いが元で、藩主を恃むに値せずとして藩を飛び出したのです。また、中川淳庵の曽祖父、中川玄庵も越後の高田藩に仕える医師でした。

いずれにしても、甫仙と玄庵の二人の医師が酒井藩に仕官したのです。封建時代にあっても、医師は社会的移動が可能だった職業ということだったのでしょう。それもこれも、技芸と知識を売り物にしていたからにほかなりません。

武士もかつては武芸者ということで、芸を売りものにしていたでしょうが、平和が続いた徳川時代のこの時期には、武芸は求められなくなっていたのでしょう。

玄白のように、技芸者として優れた医師であり、さらに資産があれば、「パクス・トクガワーナ」（徳川の平和）の時代を自由人として生きることを可能にしたのでしょう。まさに、マインドフルネスの暮らしを実践できたのです。

玄白は体の養生だけではなく、社会の養生をもできる人であったと思われます。玄白が現代に生きていたとすれば、どういった生き方をしたのか、また社会に向けてどういった提言をしたのだろうかと興味が尽きません。

ところで、小浜藩の国学者の伴信友は、『解体新書』出版の前年に生まれていますが、玄白が長命だったことで、二人は藩内で出会っているはずです。そこで、玄白と信友がどういう交流をしたのか、お互いにどう見ていたのかと気になるところです。

信友の日記『山岸日記』には、両者の交友模様が散見されるとのことです（田辺賀啓ほか「小浜における杉田、中川家の資料」、『日本医史学雑誌』第二十巻三号、昭和四十九年七月）。

その日記には、信友が玄白の『養生七不可』を読み、「摂生の道」に努めたという記述があるといいます。

伴信友を描いた肖像画「伴信友肖像并座右銘」（羅堂筆・酒井家文庫）には、まさに玄白の「養生七不可」が座右の銘として墨書されています。

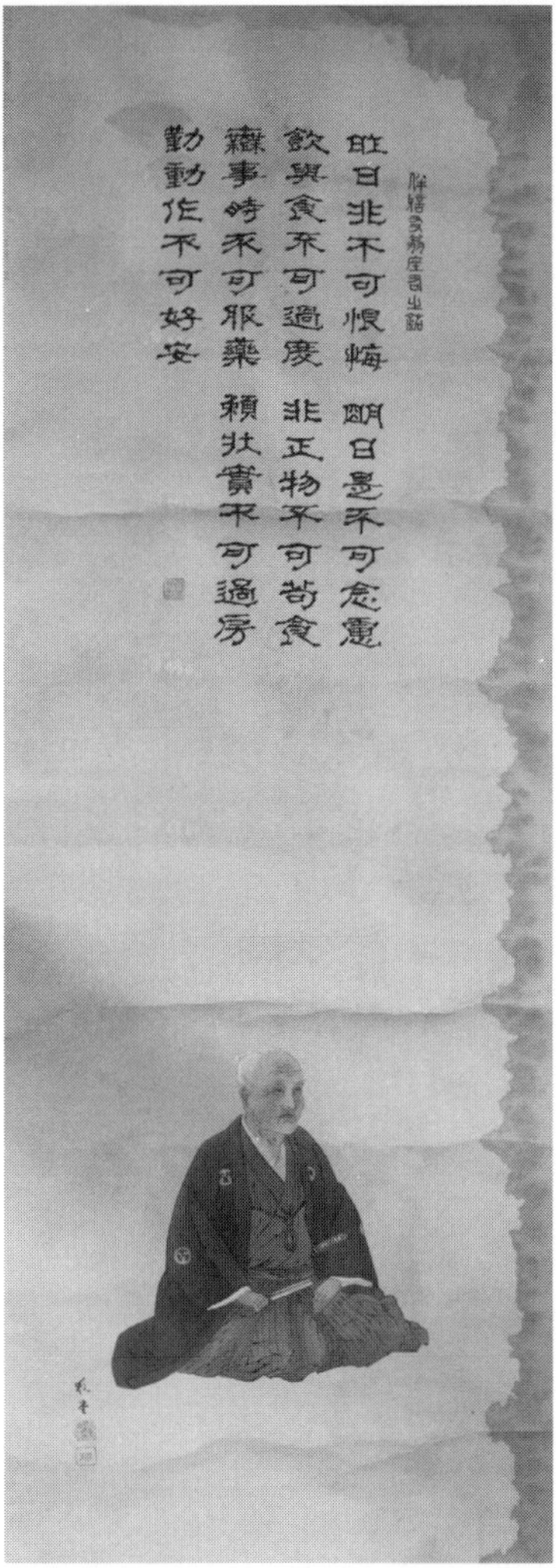

伴信友肖像并座右銘 酒井文庫蔵

『養生七不可』現代語訳

［附録］
大槻玄沢『病家三不治』現代語訳

中島嘉文

杉田玄白　養生七不可

昨日非不可恨悔

（昨日の非は悔恨《かいこん》すべからず：昨日のことは恨んだり悔やんだりしない）

昨日は過去、たとえ少しの過ちでももちろんあらためることはできない。しかし、人はひとたび思いもよらぬ不幸に出逢い、目標を失って自分の意にまかせることができなくなると、心にこだわり、忘れることができず、いつまでも悔恨《かいこん》が続く。こうなると心が晴れず、愚かにも天寿を縮めてしまう。

明日是不可慮念

（明日の是《ぜ》は慮念《りょねん》すべからず：明日の事をあれこれと思い悩まない）

明日は知ることはできない。おおよそ、できるかできないかは賢愚《けんぐ》に関係なく、あらかじめ知ることができる。それなのに出来ることをせず、到底できそうにないことを無理になそうとして、無益に心を労してしばらくも心が平安でなく、鬱々《うつうつ》として日々を心楽しく過ごすことのできない人がいる。これもまた愚かなことに、天寿を失う。この二つを理解できないと、諸々の病気になる原因ともなる。この理を理解し納得する秘訣《ひけつ》は、ひとえに決断にある。

飲与食不可過度

（飲と食とは過ごすべからず：飲み過ぎ、食べ過ぎをしない）

飲と食の二つは、その品をめでて、味を楽しむものではない。ただ、その身体を養うために飲み食べるのである。というのも餓《う》えたり、食べ過ぎたりすると気力に強弱がでるのが、何よりの証拠である。すなわち、飲み食べたものはお腹の中に入って、自然の力で消化し、その度合いがよいときは清潔な血液を生じてよく身体を養い、種々の効用を発揮《はっき》するのである。古いものは棄てて、新鮮なものが身体を養うことは、人々は自然に理解している〈その理由は後で説く〉、しかし飲食の度が過ぎると身体を養う以上のものが残り、それがだんだんに汚物となって、ついには病気の原因になる。古人も「守口如瓶（口を守ること瓶のごとし：瓶の口を封じたように口がきわめて固い）」と箴《いまし》めたのである。すなわち、飲食は適度がよい。〈度合いが余りもなく不足もないのを貴いという。少しぐらい不足なのはかえって体に良いが、余るのは害がある。〉

非正物不可苟食

（正物《しょうぶつ》に非ざれば苟《いやしく》も食すべからず：不自然なものは食べない）

食は五つの味をバランスよく食べるのがよいが、品数を多くまじえて食べるべきでない。椀《わん》のなかではそれぞれ別ではあるが、胃の中へ入れば混じり一つとなって消化され、それが不潔の血液を生じさせる。例えれば、五色の混じったものを何色とも名づけられないようなものだ。ことに、饐餲《いあい》したもの（すえたもの）、魚鳥の肉、新鮮でないものは最も食べてはいけない。これらもまた、不潔の血液となり、病気の原因となる。ただ、新鮮なものを品数少なく食べるのがよい。

無事時不可服薬

（事無き時は薬を服すべからず：なんでもない時は薬を用いない）

薬は効き目があるものだから、誤った用い方をするとかえって害がある。だから昔から毒ともいった。しかしながら、今の人はこれを知らずに薬さえ服用《ふくよう》していれば良いことと思って、大したことでもないのにみだりに薬を用いるのは甚《はなは》だしい誤りである。「医療をしないことがほどよい医療である」ということもある。たいていの病は薬を服さなくても、自然の力で治癒《ちゆ》するものである。片田舎《かたいなか》のひとは、病になってもたいていは薬を飲まなくても快復することが多い。

たとえば、酒を飲み過ぎた人は口が渇き、頭痛がして、心も懊悩《おうのう》して、吐く事を欲する。そして最後には自ら吐いて、飲んだものを吐き尽す。こうなるとたちまちに快復する。これは自然の力で治るという証明である。しかし、吐こうとしても自分の力では吐けない人には、吐薬《とやく》を与えて吐かせるのである。それで吐くときは自然の吐逆《とぎゃく》と同じであり、これが薬効《やっこう》であり、理にかなった服薬《ふくやく》の仕方である。

総て病気が治るのは自然の力であり、薬はその力の足らないところを助けるものである。西洋の人は、自然は体の中の一大良医であり、薬はその補佐であると説いている。このことを弁《わきま》えずに、ちょっとした事にも薬を服するのは、その効力少なくて、害が多い。とくに常用薬には気を付けなければいけない。かりそめにも腹中に入ったものは再び取り出すことはできない。ちょっとした例をあげてもこのことは理解できる、たとえば鼠《ねずみ》や蝮《まむし》が人を傷つけるのは、微細な歯で人を咬《か》んだり螫《さ》したりするからである。その毒気《どくき》が血液によって、体中に散らばって大毒となり、ともすれば命を失うに至る。薬も同じであり、たとい一丸、一さじでも効力のある薬は軽率には服してはいけない。恐るべきは薬であり、誤ってこれを用いると害があるゆえんである。

頼壮実不可過房

（壮実を頼んで房を過ごすべからず：元気だからといって房事にふけってはいけない）

人間の精液は、一生涯にその量が定まっているものではない。そのときの感動によって、血液中の精気を分けて、一種の霊液として射し出すものである。ゆえに万物《ばんぶつ》の霊長《れいちょう》である人をも生み出すのである。このようなものをみだりに房《ぼう》に入って精液を費やすときは、精気が衰えて生命を損する事は、言葉で説明しなくてもわかるであろう。

勤動作不可好安

（動作を勤めて安を好むべからず：まめに身体を動かして、安逸に流れない）

血液は飲食によってつくられるが、体の中を巡って昼夜止むことがないのは、川の水が止まらないのと同じである。この血液からオランダではセイニューホクトと名付けられているものが作り出される。漢人《かんじん》が気と名付けるものがこれである。〈私が『解体新書』で「神経汁」と訳したものがこれである。漢人の説では形がないものとされ、蘭人《らんじん》の説では形あるものとされる。その説くところは異なるようであるが、よく校訂すれば一つのものである。「物理小識《ぶつりしょうしき》」が説くところは蘭人の説に近い、あわせて参考にされたい。〉血液はこの力でめぐり、気は血液の潤《うるお》いでもって成り立っており、あたかも一つのもののごとくである。〈漆器《しっき》に息を吹きかければ露ができ、碁石を握ればまた露ができるのは共にその証拠である。後注と見合わせてほしい。〉この両者の巧妙な働きによって生涯を送ることができるのであり、これは総ての人皆同じである。しかし、日々生じて、日々増えていくのでは害があるので、天の与えたものによって、内には内臓でこれを分けてその色を変化させ、外には九つの穴から排出する。体の上部より出るものは、痰《たん》、唾《つば》、洟《はなみず》、涕《なみだ》であり、下部よりは小便と、その糟粕《そうはく》は大便として棄てる。その精の気となるものは、鼻孔より空気を吸い入れ、吐く事によりまた鼻孔《びこう》より排出する、そのほかは、体中の腠理《きめ》より霧のように蒸発させる。〈腠理《きめ》とは、汗孔である、この孔よりでるものを西洋ではオイトワーセミングと名付けているが、通常は簡単には見ることはできない。冬、天候の良くない時、鼻孔にかげろうのように見えるものがこれである。皮膚に潤《うるお》いがあるのもこのもののためである。〉このように、日々、適切に排出される人は病気にならない。これは血液が清潔で、よくめぐり、気も閉塞《へいそく》しないためである。

このように健康な人も動作を惜しんで安逸《あんいつ》を好んでいると、清潔な血液も次第に不潔となり、気も塞《ふさ》がって〈動作をしないと血液の流れが悪くなるという証《あかし》は、たとえば、久しく坐ったり、久しく臥《が》したりすると、その床についた下の方は、自分の体の重さに圧されて、気や血液が自由に流れない。そのため、そこが麻痺する。しかし、これにも遅速がある。楽しい時は遅く、患《わずら》いごとのある時は速い。しびれの起こる起こらないの分かれ目である。長患《ながわずら》いの人に床擦《とこず》れができるのはその甚《はなは》だしいものであり、血液が腐敗するのである。〉百病を生じる原因となる。〈雨水は茶を煮るのに適している。これを貯える方法は、雨の降る時壺《つぼ》にうけてこれを貯え、口を蓋《ふた》して傍《そば》に置いておき、昼夜その傍《そば》を通る時壺《つぼ》を振り動かしてやれば、数日が過ぎても壺の水はそのまま清潔なこと、新たに降る雨水のようである。もし振り動かさなければ腐敗して濁りを生じ、ついには垢《あか》を生じ虫も生じる。人が動作をきらい血液が不潔となることも、この理屈に似ている。〉

人に生まれながらの強い、弱いがあるのは、草木を同じ時季に種をまき、同じように培《つちか》い、同じ畠で育てても肥瘦《ひそう》があるのと同じである。よく生長するのとあまり生長しないのとはその種による。しかし、それ相応《そうおう》に花が咲き、実り、秋になって枯れるのはおなじである。これはその天年《てんねん》（天からうけた命）が終わるのである。もし、風雨に逢って吹き倒され或《ある》いは人間に傷つけられ、そのため思わない時に枯れるのでは、（その草木の）天年は終わっていない。人もまた同じである。生まれつきの毒があるかないかによって強弱があるので、毒のあるものは生まれつき弱く病がある〈この毒による病は治すことが難しい。〉このような人も、よく保養すれば、天から受けた寿命を保つことができる。また、生まれつき強く、病のないものも、その生まれた後の毒ともいえる保養が悪いと病を生じて〈この毒による病者は、保養を能《よ》くして、薬を用いれば治るものである。〉天寿をまっとうできずに死ぬのである。これは草木が風雨に逢《あ》って時ならずして枯れるのと同じである。

愚老《ぐろう》は生まれつき病弱ですべての事が人並ではなかった。しかし、幸いにして医家に生れ、少しは養生の道も弁《わきま》えて、幼いころより無理なことはしなかった。そのおかげか、この年月を無事に過ごせて、子や孫にも恵まれ、今では人からその健《すこ》やかさを羨《うらや》ましがられるほどである。しかし、生まれつきの病身を治したのではない。自分自身の事であり、かつ医者であるから脈をみて腹を探ってみてここがよくなったと思う所もないが、早、来春は古希《こき》を迎えるということもあり、目や歯は少し悪い。そのほかは、不自由なところもなく、その健やかなことを誉められるのもあながち虚誉《そらほめ》（おせじ）ではないようだ。愚老《ぐろう》より年の若い朋友《ほうゆう》たちのうち、丈夫なのを頼んで生活をした者は皆「千古《せんこ》の人」となって、今でも元気な人は少数である。前にたとえた草木の成長は悪いけれど、同じように花が咲き、実り、枯れる時季までは保つというのは愚老のようなもののことだろうか。

すべて不潔な血液が順序よく泄《も》れ去らないとき、その余ったものが都合《つごう》の良い所に滞留《たいりゅう》して、積もり積もって酷《ひど》い悪液《あくえき》に変じて、その極みには梅毒《ばいどく》などの長年治らない瘡口《かさくち》より流れ出る悪水《あくすい》のように、臭気《しゅうき》は鼻をつき、味は極めて辛《から》く、それは膽礬《たんばん》（硫酸銅からなる鉱物）に似ている。それが筋肉を腐蝕《ふしょく》させ、硬い骨をも朽《く》ち腐《くさ》らせるのである。そのため、鼻柱《はなばしら》も落ち、頭蓋骨《ずがいこつ》も砕《くだ》く。梅毒《ばいどく》だけではなくほかの病《やまい》でもまた同じようになる。このように恐ろしい悪液を貯えながらも、長年、命を保つのは幸いにもその悪液が一か所に集まり滞《とどこお》るからである。もし悪液が身体中を巡《めぐ》るか、生命を主《つかさど》る要所を侵《おか》し傷つける時はたちまちに死ぬのである。その悪液の一か所に集まり瘡《かさ》となるのは、前にたとえた、草木の幹だけが半ば朽ちて、枝葉が枯れないようなものである。これはその根に腐敗《ふはい》が入らないからである。

また気の変化により閉塞《へいそく》して病となるのは、病が皮膚の裏にあることなので簡単には説明できない。たとえば、心臓の下の痞《つかえ》と腹が少し張る類《たぐい》は、多くは気の閉塞《へいそく》による。ゆえに欠伸《あくび》をすれば泄《も》れ、放屁《ほうひ》すればもれる。この滞《とどこお》る気が泄《も》れ去ることにより、緩《ゆる》んで快《かい》を覚える。また、そのほか「留飲《りゅういん》」に似た症状（酸性のおくび）もあり、これも腸に気の集まる所があって、その所が膨張《ぼうちょう》して他を推《お》し圧迫するのでひきつるところができるのである。これらによって腸の位置が片方に寄り、あるいは上下して、そのもとの位置とは少し違うのである。〈腸は博多ごまに糸を巻いたような順序のよいものではない。上下左右種々に迂回《うかい》し曲折しているものである。だいたい、魚鳥の腸に似ている。〉

ゆえに、能《よ》く腹をもめばその本位《ほんい》に復して、その気の集まったものが散じる。この時は、雷鳴《らいめい》し、あるいは水のように鳴って治癒《ちゆ》する。また、鍼《はり》をして治すのも同じである。その鍼《はり》の先（眼）より微《かす》かに気が泄《も》れてよじれた腸が元に戻るからである。その気の閉塞が甚《はなは》だしいのは命に係《かか》わるのは悪液の害と同じである。〈およそ気というものは雨を帯びた颪のようなものである。その力が弱いときは害がほとんどない。それが暴烈《ぼうれつ》になると非常に強力となり家を倒し垣根をも倒す。また童子が遊ぶ紙鉄砲というものがある。これは細い竹の後と先の節をとり、その筒になった竹のなかの半ばより少し先の方へ噛《か》んだ紙を丸めて細い棒で推《お》し送り、また別に一丸を作り同じように推しやる時、その二つの丸の間の空気が徐々に圧《あっ》せられて勢いが強くなって終には、先の丸を激発させる。その音はあたかも二、三分の鉄砲のようだ。気の閉塞して勢いを増すこともおおよそこれ

に似ている。〉

思うに、風、寒さ、暑さ、湿気は婦人女子で冨家に生まれたものは、居室《きょしつ》の手当や衣服の備えによってどの様にも防ぐ方法があるが、すべての男子は立場上、野外を往来しなくてはならないものゆえ、貴人でさえ天が支配する気を防ぐ方法がない。愚老は長年、外からの邪（気）に傷つけられた人を診《み》てきたが、血液が清潔のものは多くが軽症であり、治療がしやすい。元々、不潔の血を貯えている人は邪気がこれに混じって重症となる。いわゆる「邪気乗虚入（邪気《じゃき》は虚《きょ》に乗《じょう》じ入《い》る：邪気は油断に乗じて入る）」というのは此類《このたぐい》の事に違いない。このところをよく理解して、常に血液が不潔とならないように気をつけるべきである。だいたい、大病を患《わずら》った人は、その快復後は多くの場合、病の前と比べて、体が元気になり無病となるものである。これはどのような人も大病中は飲食を慎《つつし》み保養を宗《むね》とするからであり、その貯えてきた不潔の血液が病中に泄《も》れ出尽《だしつく》して、新しい清潔な血液がよく身体を養うからである。これらのことから血液の成り立ちをよく理解しておくべきである。

また、たまたま、今まで説いてきたところの主旨と違って、長命だった人もいる。中島官兵衛（隠居して後、寛亭といった）という人は毎日大酒を飲んでいたが八十五歳まで生きた。西依儀兵衛（成斎先生といった）という儒者《じゅしゃ》は大食漢にして美食家であったが九十八歳の長命であった。三井長意という医家は七十四歳で男子をもうけた。その子が十九歳の時、家を譲《ゆず》り隠居して四年後に死んだ。〈この長意という人には直に接したわけではない。その家を継《つ》いだ子を宇右衛門というが、この宇右衛門とは親しく交際し、長意の平生《へいぜい》をよく聞いていた。そしてその宇右衛門も七十歳ばかりで男子をもうけた。〉悦友太夫（隠居して徳寿斎といった）というふ人物がいた。生得《しょうとく》の才気もあったのに、どのような不幸のめぐりあわせか、その身上がいたって貧しく、宮仕《みやづか》えの間にも思いもよらぬ出来事で家禄《かろく》を随分《ずいぶん》減らされ、そのうえ、息子の事で隠居後も罪をこうむったこともあった。はたから見ても、こうまでなっては命も縮まるだろうと憐《あわ》れんだものだが、八十五歳まで長生きをした。本橋岡右衛門という人物は、たいした身分ではなく、微禄《びろく》の者であり、なんとか夫婦の暮らしが成り立つぐらいで、子どももなく、楽しい様子も見えなかったが、滞《とどこお》りなく六七十年を勤め上げ、九十の年に、十分に加えられて、九十九歳で近頃亡くなった。

このように様々に変わった人々が皆長命であった。いずれも同藩（小浜藩）の藩士であり、朝夕と出会い、その平生をよく知っていた。それらの人々は、すべて心がまめなうえに、体を動かすことを億劫《おっくう》がらず、事に望んでは、決断よく、成るか成らないかを能《よ》く弁《わきま》えていた人たちであった。されば、天稟《てんびん》（生まれつきの能力）が強い人の場合は、少しは飲食の度を過ごしても、よく身体を動かし、決断がよければ、気も滞《とどこお》らず血液も不潔にならなくて、長命になるものと思われる。ここからはこの二つの事が、養生の第一なことが明らかである。他所《よそ》（小浜藩以外）でも長寿のものを見たが多くは此類《このたぐい》である。しかし、その平生《へいぜい》をよく知らないので証拠にはし難いので、ここには挙《あ》げなかった。

もし、生まれつき虚弱のものがここのところを弁《わきま》えずに、彼は大酒飲みだったが、何歳まで生きたとか、またこの人は、大食だったが多病ではなかったなどとして、自分の生まれ持ったものを弁《わきま》えずに、みだりに飲食を過ごし、そのうえに、無益なことを思い煩《わずら》う人は、どうして天寿を全《まっと》うできよう。これは俗にいう「鵜《う》の真似する鴉《からす》」の類《たぐい》である。また、人間の一生は飲食の楽しみの為にあるのだと、明日の病気を思わずに過飲過食する輩《やから》は、五十年の労苦よりは一日の栄華《えいが》が勝《まさ》っていると、眼前、刑に会うのを知りながら盗人《ぬすっと》を働くものと、とるものは異なるが、その心情は似ているところがあるようだ。このような人には、この事（「養生七不可」）を語っても仕方がない。

今年は享和に改元され、八月五日、私は有卦《うけ》（陰陽道《おにょうどう》で、干支《えと》による運勢が吉運の年回り。有卦《うけ》の吉年は七年続き、次の五年は無卦《むけ》の凶年が続く）というものに入ったらしい。

男女の孫子たちが「不」の文字の付いた七つのものを贈って祝ってくれた。私もまた、若い時から心掛けてきたことと、中国やオランダの諸名家《めいか》の医学書から養生の大要を一、二とりあげて、牛がこどもを舐《な》めかわいがるような「舐犢《しとく》の愛」のあまり、彼らが命長かれと、その有卦《うけ》に入るもののために、「不」文字七つをもってこの七事（七不可）を作って、お祝いに対して報いるのである。

これら（七つ）のことは、医家たる人たちは、よく知っている所であるが、そうでない人たちにとっては知らないこともあると考え、書き出だしたのである。その内臓の主な働きと病・患の伝・変の理は、知っても仕方がないので、皆ここでは省いた。ただ、知り易く、理解しやすいことを願って、俗談をもいれて著述した。ぜんたいに、（文章が）くどいのは所謂《いわゆる》老婆の親切と思ってほしい。また、いちいち写して贈るのは筆を執《と》るのが懶《ものうい》し、はたまた、ついでなれば親友の子弟にも頒布《はんぷ》することを考えたが、それはなおさらに心苦しく、したがって版木をつくり家に蔵して、贈ろうと思う人の数の分だけをそなえておこうと思う。

小詩僊堂主翁著

＊享和元年（一八〇一）古希の前年、八月五日　刷って知友に配る

［附録］
大槻玄沢　病家三不治

我が杉田の師翁《しおう》、今年の仲秋《ちゅうしゅう》の頃、ある理由から『七不可』という小冊を綴《つづ》って、その子や孫および私たちに授けてくださった。これらはみな世の中を生きていくうえで教えや戒めとなるもので、われらが皆、この七つの戒めを心掛け、実行すれば、常に心の守りとなり、種々の病魔を免れて、百年の寿命を得る事ができる、その利益には深いものがあるだろう。

私もまた、疾病がある場合、家によって三つの厄がある事をいつも嘆き、憂えるところがあり、『病家三不治』という小冊を書き著《あらわ》した。世の中を憂《うれ》える心においては、いささか師の深情に近いところがあり、そのため（師の）熱い気持ちにつながって、ともにこれを同志に伝えることを願った。師翁《しおう》は速やかに許されたので、（私は）ただちにその旧稿《きゅうこう》よりその大要を抄出《しょうしゅつ》して（『七不可』）の後の附録とした。これは師翁の忠誠に賛同し、彼我《ひが》を救い助ける同志の人々の恩徳に報いようとするささやかな志である。

才能に乏しく、身分の賤《いや》しい私が冗長《じょうちょう》なたわごとのようなことを述べて、世間の笑いを受けることも省《かえり》みないのは、私たちの医学の世界における古い文章に「病気が重くなってから薬を与えて回復するのは、最高の治療術ではない。前もって病気にならないように教えることこそが真の良医である」とあるゆえに、拙《つたな》い文章に恐れはばかる所ではあるが、私が常々見たり、聞いたりしたことを書きつづったのである。これを読む人は取捨《しゅしゃ》してこの中から選べば、ひとつの助言になるというひともいる。

その年の初冬、徒弟大槻茂質《しげかた》謹んで記す

賤者病不尽治

（賤者の病は治を尽くさず：貧しい者は病気になっても（病を軽んじて）治療を施すことができない）

貧賤は人の嫌うところであるが、人びとが天から受得《じゅとく》したものであるから、逃れようとしても逃れることのできないものである。そのため、貧賤に生まれた人は朝夕の飲食や四季の衣服も適当なものにすることができず、まして住居が狭苦しくて雑然としているのは最も憐れむべきことである。そのようななか、病気になると行き届かないことばかりで、まったくもってその天寿を終えることのできないものが多い。

しかし、そのようなものは生まれ持ったものが強実であり、また日常の身体の労働がよいのであろう、少しの病ならばその自然の力で治ることもあるのである。これは貧賤のものの身に備わった天が与えた幸いといえよう。とはいえ、その人その人に生まれつきの強弱と罹《かか》った病気の深浅があるので、すべてが天幸でうまくいくものではない。

まず、第一は医者らしい医者の薬を思いのままに服する事ができない。ことにまた、幼い時より（医療に関して）聞くことも学ぶこともないので、天から受けたままに生長し、すべてのことを軽く、おろそかに考えて、命に係わる病にかかってもなおざりに考えて、そこらの売薬・妙薬《みょうやく》を買い求め、その効能をよくただすこともせず、みだりに用いて効き目がないと、たちまちに惑《まど》いて、みだりにあれこれと服薬《ふくやく》する。またそうこうしていると心配した人びとが寄り集まって、「この病気はこれを食べると治る、あの病気には何を飲むとよい」というので、得体《えたい》のしれないものばかり飲み、食べる。ことに貧しい人は多くは賤《いや》しく、賤しいものは多くが愚かな故《ゆえ》、彼と同類の人の言うことを深く信じて、誠実な人や医者の言うことはかえって、なおざりに聞き流して信じないものである。このように教諭《きょうゆ》の道さえ、思うようにならない所がある。

また、少しでも病気の程度が思わしくないと、神仏の祟《たた》りと思い込み、あるいは物の怪《け》のしわざとして、神籤《みくじ》を引いて神意をうかがい、卜者に占ってもらい、巫《みこ》を信じて、薬をおろそかにし、治療の機会を失って、軽症が重症になり、重症のものは命を失うのである。

このように貧家の病人は卑賤で愚かなものなので、分別ある人の教諭に従って、よくこのようなことを弁《わきま》え、命は大切なものと心得て、かならず誠実な医者に任せるべきである。諸々《もろもろ》の病をなおざりにして重症になれば命にかかわることになるので、かりそめに取り扱うことがあってはならない。

豪家病不順治

（豪家の病は治を順にせず：金持ちはあれこれと誤った治療法を取り入れて正しい治療に従わない）

家が豊かで富んでいる人は、金銀利倍のことには熱心であるが、それ以外の事にはたいてい関心が薄いものである。このことは農工商の人たちだけでなく、徳の高い士君子の間でも往々にある。ぜんたいに富者《ふしゃ》は勢力はあるが、思慮が浅く惑《まど》いはかえって深いものが多い。これらの人たちは幼年より何事も思うようにしてきており、しかもすることなすこと廻《まわ》りがよくて少しも労苦ということを知らない。

そういう身に、もし病にかかった時は、いつもと同じように心得、病の深浅も弁《わきま》えずに、すぐに治るものと考えて、しきりに治癒《ちゆ》を急ぎ、多くの医者を招いて治療を願い、朝夕に薬を変え、必要もないのに朝鮮人参や犀角《さいかく》などを用いて、貴重な薬はどのような症状にも効能があるものと考えて、勢いに任せて服用《ふくよう》する。それも欲深く度を過ごして服用する。

この過ちによって、ちょっとした症状も朝夕に進んでしまい、その節度を失って治療を誤る者が少なくない。これはすなわち、あれを信じるかと思えば、これを信じ、初めを疑って、後になって惑うからである。すべての富豪の家がことごとく愚かなのではないが、その家とつきあいのある一族、身内のものがたくさんあるゆえ、それらのものが寄り集まってその場の愛想として、阿《おもね》りと諂《へつら》いを専《もっぱ》らにして、何の思慮もなくあれこれと言い募《つの》って、まったくの素人《しろうと》を迷《まど》わすことが多い。

とくに、飲食はその家で行き届きすぎるほどであるのに、あちらこちらから病気見舞いとして贈られるものが多く、気の進まないものまで与えられる。本人も貪り食べてそのためにかえって苦しみが増す者もある。

このようなことは、どれも益がなくて、終には軽症が重症となる。ここに及んでは、家の者たちもまた同じように疑惑して、その判断を巫女《みこ》や占い（巫祝売卜《ふしゅくばいぼく》）に託してしまい、生命を失うものが数えきれないほど多い。これは勢力のあることがかえって妨げとなり、疑惑が過ちを生じさせるのである。すべからく、心すべきことではないだろうか。

また、都の富豪の人にはときどき書物好きの生物識《いきものし》りとでもいうべき人がいる。その中には医学書の一端を読み、その人の家に病人がある時は、治療を託した医者のいうことを信じないで、ひそかに私意を加えて（手を下し）病の手伝いをしてしまうことがある。いわゆる「書を以て馬を御する（書物のとおり馬を御しても、それだけでは馬の気持ちを深く理解して取扱ったことにはならない）」の類は、これは無益の第一であり、かえって害を招いてしまう。

幼年より学び老いても熟達しないのが医者の技能である。千態万状《せんたいばんじょう》ともいうべき多様な病状に対してことごとく治療に当たり、その経験を心と目にしっかりと刻み付け、さらにその上で数多くの人を治療しなければ、上達することはできない。片手間に習得した技能で治療をしてかえって害を招くのは、不学のひとよりかえって大きな愚行《ぐこう》というべきである。

このような家の病者は、軽症のものは必ず重症になる。色々な病状にみだりに薬を与えることをけっして軽率に行ってはいけない。医者としての仕事は生命に係るものなのだから、(その道を)自ら深く追及して、根本の大切なことを誤ってはいけない。富裕の家はいよいよ深く配慮して、思慮深い人に誠実にこれを相談して、治療の方針を決めたら、けっしてみだりに種々の説を執《と》りいれたりせず、また我見《がけん》はけっして加えることなく、日常を慎み、変化から身を守り、有能な医家に委《ゆだ》ね、そして程度に応じて病気が速やかに回復するようにしなければいけない。冨家はいろんなことが十分に備わっているのだから、ここのところに気づくことができれば、医療はうまくいくのである。

尊貴病不決治

(尊貴の病は治を決せず：高貴の方は過剰に大事にされて、多くの取り巻きがあれやこれやと治療法を言い立てる)

貴人は天の貴《とうと》い恵みによってお生まれになる、最も羨《うらや》ましいご身分のお方である。しかし、死生《しせい》は天が決めることなので、貴人といえども逃れることはできない。病気にかかられた場合は却《かえ》って不幸にして天寿を待たずに身罷《みまか》られることもある。これは尊貴におわします方にとっては、やむを得ないところもある。というのは、まず、胎内よりその養なわれ方が、天から授かった自然に違うことが多い。〈賤《いや》しい身分のものは妊娠しても、その日の仕事に忙しく、常に妊婦である事への自覚も薄く、からだの重さも忘れるほどで、立ち居振る舞いもいつもと変わらない。そのおかげで、血液や気のめぐりがよくて、安産である。これは自然の道にかなっているからである。貴婦人は、これと反対に自然に背いて着帯よりいろいろの習わしがあり、通常とは異なることが多い。〉

お生まれになった後もまた同じように違う。（母親は）添寝《そいね》、抱寝《だきね》などのことはせず、また授乳もせずに、乳母の乳ばかりを与える。そのうえ御控《おひか》え乳母というものを抱えており、おりおりに御前へ参るのであるが、これにも習わしがあり、食事や動作も自由にならない。そのため母乳が長く続かずに、日ならずして出なくなる。そうすると（乳母たち）がひきかえひきかえ参って、（御子《みこ》に）乳をお与えになるので与え過ぎで適切な養育にならない。

また、少しの泣き声を出されてもこれは大変と昼夜をおかず抱きかかえて機嫌がよいのを宜しいとしているのは何事であろうか。〈（御子が）這われ、立って歩かれるのも普通の子どもたちと比べると遅い。これもそれまでに理由がある事であり、止むを得ないところがある。〉

このようなことゆえに、その生長なされた後ももやしをつくるようなもので大地に根差したような養い方ではないので、薄弱にして強健《きょうけん》であられないのにも理由があるのである。これらはみな、幼少より育てられる乳母や附き添われる人びとが、いつも集まって何の弁《わきま》えもなく、無闇《むやみ》に大事、大事と声高《こわだか》にのべる弊害《へいがい》である。

たいていは、男の子も婦女と同じように育てられがちである。また、大人になられてからはたくさんの臣下が身近にかしずかれるので、何一つ備わっていないものがなく、自由自在なので、起居《ききょ》衣食はいうまでもなく、臣、僕、妻妾《さいしょう》が手足の労をお助け申し上げるので、おのずと身体の労働も少なく心の苦労も露《つゆ》ばかりもご存知なく、万事が満たされておられるゆえにかえって、種々の病気の原因ができることが多い。

また、その老少に関係なく、病気がおありになるときは、常用薬を常にさしあげて、そのため腹内は薬気に馴れてしまい、本当に薬が必要なときにはその薬効が賎人《せんにん》より薄くなってしまう。病気が重症になられると、なおさらで、いつものように大事、大事を叫んで、その薬を変えるべき時にも変えず、いたずらに多くの医者を集めて、多くの治療法を聞き、あれをも、これをも危ないと恐れて無駄な時間を過ごし、治療の緩急の度合いを失うことが少なくない。ようやく、その評議が定まって、その治療を託されることが決まってもその医者が、多くの医者の耳に入るのを憚《はばか》って、本人は十分にこの薬が適当と思っても、古人の説くところに正確に合わなければ大事を大切にと迷って、決断して薬を調《ちょう》じて進めることをしない。ましてや出所の不明な薬は畏縮《いしゅく》してなおさらにお勧めしない。あるいはせっかく任せることになった他所からの医者があってもその薬をお抱《かか》えの医者たちの評価がまちまちで、速やかに薦めることが遅れ、いわゆる小田原評定《おだわらひょうじょう》にのみ時を過ごしてしまう。つまるところ、より重症となられ、終《つい》には身罷《みまか》られる事が多い。

これを要すれば、すべての貴人の病気は、医師として最善の治療を尽くしたということは稀であり、無駄な鄭重《ていちょう》さに時を過ごして、いつも最善の治療を尽くさず、残すところがある。「将相豈異種《しょうしょうあにいしゅ》あらんや（人間の地位は生まれながらのものではなく、能力によって手に入れるべきものだ）」、生れて声を同じにして、長じて俗世間における身分を異にするだけなのである。徳の備わった行いをこそお教えしなければならないのである。その身体の養生は庶民と異なることはないはずだからである。

これは前に述べた高貴な人への仕え方の慣習があり、必ずしも好きこのまないことも仕方なくなされることがあるが、これらはみな自然の養生に逆らうものなので、できるだけこのところに心を懸けて基本を慮《おもんばか》ってなされればこの弊害はあらためられるであろう。

妊娠中よりお生れになった後も、病気に罹《かか》られるまで、（すべて）無益な鄭重《ていちょう》さに過ぎないようにしていただきたいものである。

右三条は、初めに述べたように私が著した『三不治』の抄録《しょうろく》であり、本編にはその詳細が記述されている。ここにはその概略《がいりゃく》を挙げたのであり、その大要をさらに要約すれば貧賤《ひんせん》の病気は、軽忽《かるはずみ》にあつかって時宜《じぎ》を失い、富家の病気は疑い惑《まど》いて治療を誤り、貴人の病気は過剰な鄭重《ていちょう》さがよくない。この三つの家々は、常にこのことを弁え、その精神をよく考えて処置すれば、必ず夭折《ようせつ》は免《まぬが》れることができよう。

おおよそ病家は病気には素人だから病理を知らないのは当然であるが、罹《かか》った病気の浅い深いはおのずからわかるべきである。また、衣服や住居はできるだけ分相応《ぶんそうおう》に寒さ暑さに適するものにすべきである。食べ物は薄味で淡白なものがよい。美味でボリュームのあるものは害があって悪いものというのはもちろんのことである。しかし、淡白なものの中にも毒あるものがあり、ボリュームのあるものの中にも害のないものもある。

万事、託して治療をしてもらう医者に、丁寧に質問してその指図《さしず》する所に従って私意を加えないことが肝心である。これが医学を知らない病家のもっとも大切な原則である。

仙台医鈴木省三君所贈
明治二十七年文彦記※

※文彦は大槻玄沢の孫、儒学者大槻磐渓の三男。近代的な国語辞典の最初である『言海』の編纂者として著名。

あとがき

本書を手に取っていただきありがとうございます。

江戸の時代を生きた杉田玄白は、医師として蘭学者として傑出した人でした。その玄白が残した養生の教えは決してむずかしいことを述べてはいません。むしろ、誰もが実践できることを率直にシンプルに伝えています。『養生七不可』は、偉人が与える垂訓というより、人生を長く生きた人の知恵といったところでしょう。

玄白が、科学が進展し知識や情報が広がった二十一世紀の今を生きていたならばどうでしょう。探究心の旺盛な玄白ならば、やはり自らの『養生七不可』をさらに広げてみよう、さらに深めてみようと思うに違いありません。本書はそのような玄白の思いに応える内容になっているのではと、私たちも自負しています。

寄稿していただいた方々は、「御食国」の小浜市が設けた「杉田玄白賞」の受賞者であることは先に述べましたが、その方々の「食」をめぐる実に多彩な研究や実践こそは、杉田玄白の『養生七不可』の教えを広げもし深めもしています。

また、本書では「食」以外の玄白の教えにしたがって、「性」や「心」を加え、さらに現代の課題である「高齢」をも加えて、玄白が示した生きることの知恵を考えてみようとしました。

杉田玄白の『養生七不可』のまさに現代版ということで、今を生きる多くの人に手に取っていただき、生きる知恵として読まれ、生きる活力になることを望んで編んでみました。

そして、私たち特定非営利活動法人杉田玄白・小浜プロジェクトの活動にも目を向けていただけるとうれしいことです。西洋医学を日本に開いた杉田玄白、その玄白を新たに甦らせようとする私たちの活動もまた、長寿時代の今を生きる老いと若きをつなぐ架け橋ともなって未来につなぐことを願っています。

二〇二四年三月吉日

特定非営利活動法人杉田玄白・小浜プロジェクト

筆者紹介

片桐一男（かたぎり・かずお）
青山学院大学名誉教授、公益財団法人東洋文庫研究員、前洋学史研究会会長。著書に『阿蘭陀通詞の研究』(吉川弘文館、角川源義賞)、『杉田玄白』(吉川弘文館、人物叢書)ほか多数。

家森幸男(やもり・ゆきお)
京都大学医学部名誉教授、武庫川女子大学健康科学総合研究所国際健康開発部門。ベルツ賞(1993)受賞、紫綬褒章(1998)、瑞宝中綬章(2012)などを受章。著書に『大豆は世界を救う』(法研)『世界一長寿な都市はどこにある?』(岩波書店)、『遺伝子が喜ぶ「奇跡の令和食」』(集英社インターナショナル)ほか多数。杉田玄白賞(2003)。

川嶌眞人(かわしま・まひと)
東京医科歯科大学医学部卒業、医学博士、社会医療法人玄真堂川嶌整形外科病院理事長、第107回日本医学史会会長・名誉会員、アジア太平洋潜水・高気圧環境医学会理事長。杉田玄白賞(2008)。

秦榮子(はだ・えいこ)
新居浜市食生活改善推進協議会会長、愛媛県食生活改善推進連絡協議会会長、全国食生活改善推進員団体連絡協議会会長を歴任。緑綬褒章(2007)受章。杉田玄白賞(2007)。

神戸大朋(かんべ・たいほう)
京都大学大学院生命科学研究科准教授。研究テーマ：亜鉛を中心とした必須微量ミネラルの吸収制御、代謝、生理機能の解明。杉田玄白賞(2020)。

依藤亨(よりふじ・とおる)
伊達赤十字病院第二内科部部長。研究テーマ：遺伝性糖尿病に関する研究。杉田玄白奨励賞(2008)。

平田昌弘(ひらた・まさひろ)
帯広畜産大学教授。牧畜と乳文化とを追い求め、ユーラシア各地をフィールド調査。著書に『ユーラシア乳文化論』(岩波書店)、『人とミルクの1万年』(岩波書店)、『Milk Culture in Eurasia』(Springer)ほか多数。日本沙漠学会学術論文賞(2009・2019)、日本酪農科学会賞(2012)受賞。杉田玄白奨励賞(2018)。

加治屋勝子(かじや・かつこ)
鹿児島大学農学部研究教授。研究テーマ：天然物由来香気成分による自律神経調節メカニズムほか。国際ソロプチミスト女性研究者賞(2017)受賞。杉田玄白奨励賞(2020)。

近藤(宇都)春美(こんどう(うと)・はるみ)
日本大学生物資源科学部バイオサイエンス学科准教授、日本ポリフェノール学会評議員、日本栄養・食糧学会参与、日本フードファクター学会評議員。日本動脈硬化学会若手研究者奨励賞(2011)、日本栄養・食糧学会奨励賞(2013)受賞。杉田玄白奨励賞(2013)。

中尾一和(なかお・かずわ)
京都大学名誉教授、京都大学メディカルイノベーションセンター特任教授、兵庫県養父市名誉市民、日本内分泌学会ほか3学会の元理事長。ベルツ賞(1988)、持田記念学術賞(2001)、日本内分泌学会学会賞(2003)、日本医師会医学賞(2000)、

日本肥満学会学会賞、武田医学賞受賞、文部科学大臣表彰（２００８）、紫綬褒章（２０１１）、瑞宝中綬章（２０２１）受章。杉田玄白賞（２００６）。

郡健二郎（こおり・けんじろう）

名古屋市立大学理事長、泌尿器科医師。研究テーマ：尿路結石の研究。日本医師会医学賞（２００４）、日本泌尿器医学功労賞（２０１８）受賞、紫綬褒章受章（２００８）。杉田玄白賞（２００５）。

森真理（もり・まり）

東京慈恵会医科大学非常勤講師、特定非営利活動法人世界健康フロンティア研究会理事長、日本循環器疾患予防学会評議員、スローカロリー研究会理事、杉田玄白賞奨励賞（２０１６）

村田昌一（むらた・まさかず）

元長崎大学水産学部教授、独立行政法人水産総合研究センター中央水産研究所 水産物応用開発研究センター長を歴任。研究テーマ：海洋生物の有効利用と機能性。杉田玄白賞奨励賞（２０１２）。

山田正仁（やまだ・まさひと）

国家公務員共済組合連合会九段坂病院院長、東京医科歯科大学特命教授、金沢大学名誉教授。日本神経病理学会賞（１９９７）、日本神経学会賞（２０２０）、全米医学アカデミー賞（２０２０）ほかを受賞。杉田玄白賞（２０１８）。

白波瀬正樹（しらはせ・まさき）

杉田玄白記念公立小浜病院薬剤部長、福井医科大学医学部附属病院（現・福井大学医学部附属病院）薬剤部に所属、２０２０年１０月より杉田玄白記念公立小浜病院に入職。

浜崎博（はまざき・ひろし）

京都薬科大学名誉教授。研究テーマ：虚血性心疾患、高血圧症、糖尿病等の生活習慣病と運動、スポーツのかかわりについての研究、実践。著書に『心臓病のスポーツリハビリテーション』（杏林書院、１９８８）、『慢性期における運動療法』（中外医学社、１９９１）、『心臓リハビリテーション』（最新医学社、２００７）。

山村修（やまむら・おさむ）

福井大学医学部地域医療推進講座教授。研究テーマ：サルコペニア等に関する地域医療。『理学療法学』第41巻研究論文最優秀賞（２０１５）。

森下隆（もりした・たかし）

慶應義塾大学アート・センター所員、特定非営利活動法人舞踏創造資源代表理事。著書に『土方巽 肉体の舞踏誌』（勉誠社、２０１４）、『土方巽 舞踏譜の舞踏』（慶應義塾大学アート・センター、２０１０）、編著書に『土方巽の舞踏』（慶應義塾大学出版会、２００３）ほか。

中島嘉文（なかじま・よしふみ）

特定非営利活動法人杉田玄白・小浜プロジェクト理事、元福井県立若狭高等学校長、福井県史研究会員、社会福祉法人若狭つくし会理事長。著書に『西依成齋の人と書』（岩田書院、２０２２）。

小西淳二（こにし・じゅんじ）

杉田玄白記念公立小浜病院名誉院長、京都大学名誉教授、特定非営利活動法人杉田玄白・小浜プロジェクト理事長。著書に『甲状腺・頸部の超音波診断』（監修 金芳堂、２０１２）、『脳の神経伝達機能イメージング』（金芳堂１９９４）、『核医学ハンドブック』（金芳堂 ２０１２）など多数。

杉田玄白賞の創設

杉田玄白賞は、小浜市の「食」を活かしたまちづくりの推進を目指して平成14年に創設されました

若狭小浜には、奈良時代から宮廷に食材を提供してきた全国でも数少ない「御食国《みけつくに》」としての歴史と伝統があります。

その長い歴史の中で多くの偉人・先駆者を輩出し、なかでも小浜藩医杉田玄白先生は、西洋医学書の日本で初めての翻訳書『解体新書』を刊行し、日本における近代医学の発展に大きな貢献をされました。

また、玄白先生が晩年に書き残された養生訓『養生七不可』からは、食こそ医術の基本であるという「医食同源」の理念がみてとれます。

その業績と理念を継承するため、本市では毎年、「食」に関する先進的な実践や研究を広く募集し、その功績の顕著な方に杉田玄白賞を授与し表彰することとなりました。あわせて、その成果を「食」による本市のまちづくりに活かすこととしました。

杉田玄白賞・奨励賞の受賞者一覧

第1回 2002	杉田玄白賞	黒田 留美子	宮崎市介護老人保健施設ひむか苑 栄養管理室長	長年にわたる介護食の研究と「高齢者ソフト食」の開発
第2回 2003	杉田玄白賞	家森 幸男	WHO 循環器疾患予防国際共同研究センター長	食事による循環器系疾患の予防と日本食と健康の関わりの研究
第3回 2004	杉田玄白賞	田辺 栄吉	青梅市観光協会長（元青梅市長	蘭学史および医人たちの業績の研究、医跡の探索での成果とその普及
第4回 2005	杉田玄白賞	郡 健二郎	名古屋市立大学大学院医学研究科教授	尿路結石の発生機序と食生活改善による予防の研究
第5回 2006	杉田玄白賞	中尾 一和	京都大学大学院医学研究科教授	過食の時代に顕著な症状と病の予防・治療を臨床応用に発展させた取組み。
第6回 2007	杉田玄白賞	秦 榮子	新居浜市食生活改善推進協議会会長	地域に根ざした先進的で長期にわたる食育運動の実践
	奨励賞	桑田 一夫	岐阜大学教授	牛海綿状脳症をもたらす異常プリオンの治療薬の研究

杉田玄白賞

第7回 2008	杉田玄白賞	**川嶌 眞人** 医療法人玄真堂川嶌整形外科病院理事長	蘭学の歴史や「養生論」の研究および江戸期の料理などの再現・広報活動
	奨励賞	**依藤 亨** 京都大学医学部附属病院小児科講師	新生児の骨と母親のビタミンD欠乏状態との関連性の研究
第8回 2009	杉田玄白賞	**赤羽 義章** 公立大学法人福井県立大学 理事・副学長	伝統的食品へしこの血圧上昇抑制作用などの研究
第9回 2010	杉田玄白賞	**山本 隆** 畿央大学健康科学部健康栄養学科 教授	和食中心の食事を幼児期に与る食育の重要性の研究
第10回 2011	杉田玄白賞	**平尾 彰子** 早稲田大学先進理工学研究科博士課程	体内時計による時間栄養学の確立と薬に変わる食品の研究
第11回 2012	奨励賞	**村田 昌一** 独立行政法人水産総合研究センター中央水産研究所水産物応用開発研究センター長	魚類・海藻類の水産食品を基本にした日本型食生活の見直す研究
	奨励賞	**大谷 りら** 東京大学総括プロジェクト機構総括寄付講座「食と生命」特別研究員	妊婦の栄養環境と生活習慣病発症の世代を超えての関連することを解明
第12回 2013	杉田玄白賞	**中里 雅光** 宮崎大学医学部内科学講座神経呼吸内分泌代謝学分野教授	グレリンの生理作用および治療薬の研究で、食欲亢進に有効な食品を解明
	奨励賞	**近藤 春美** 防衛医科大学校内科学講座 助教	コーヒーの抗動脈硬化作用の研究
第13回 2014	杉田玄白賞	**古家 大祐** 金沢医科大学糖尿病・内分泌内科 教授	カロリー制限の有効性をメカニズムから解明した研究
	奨励賞	**都築 毅** 東北大学大学院 准教授	欧米食との比較や年代別の調査で長寿に優位な伝統的な日本食の研究
第14回 2015	杉田玄白賞	**山田 律子** 北海道医療大学看護福祉学部 教授	認知高齢者の食支援の研究・実践活動および家族、専門家への啓発活動
第15回 2016	杉田玄白賞	**木村 郁夫** 東京農工大学大学院テニュアトラック特任准教授	抗肥満・代謝機能改善に至るメカニズムを解明し機能性食品開発に着手
	奨励賞	**森 真理** 武庫川女子大学国際健康開発研究所講師	食育研究の成果を生かした効果的な食育プログラムの実践

第 16 回 2017	杉田玄白賞	**小川 佳宏** 九州大学大学院医学研究院・東京医科歯科大学大学院教授	生活習慣病の分子機構の解明と新しい治療戦略の開発に関する分子医学的研究
第 17 回 2018	杉田玄白賞	**山田 正仁** 金沢大学大学院 脳老化・神経病態学(神経内科学)教授	ポリフェノールの抗アルツハイマー病作用の解明など食による認知症予防の研究
	奨励賞	**平田 昌弘** 帯広畜産大学 教授	世界の乳文化の調査とともに、日本型乳文化の可能性の研究
第 18 回 2019	奨励賞	**田部 絢子** 立命館大学産業社会学部准教授	発達障害のある子どもの食の困難と発達支援の実証的研究
	奨励賞	**河村 敦子** 山口大学大学院医学系研究科講師	アメリカで開発された食事療法と和食文化を癒合した食事療法の開発
第 19 回 2020	杉田玄白賞	**神戸 大朋** 京都大学大学院生命科学研究科准教授	必須微量ミネラル亜鉛の生理機能に関する包括的研究
	奨励賞	**加治屋 勝子** 鹿児島大学農学部講師	伝統作物「桜島大根」の血管機能向上作用に関する研究
第 20 回 2021	杉田玄白賞	**村田 幸久** 東京大学大学院農学生命科学研究科准教授	食物アレルギーの診断と治療技術の開発
	奨励賞	**金子 賢太朗** 京都大学大学院農学研究科特定助教	食と生体の新しいコミュニケーション機構の解明による抗肥満戦略の展開
第 21 回 2022	杉田玄白賞	**亀井 康富** 京都府立大学　分子栄養学研究室教授	栄養・代謝物シグナルと食品機能に関する研究
	奨励賞	**古澤 之裕** 富山県立大学工学部医薬品工学科准教授	機能性素材による腸内細菌を介した宿主免疫調節と疾患発症予防に関する研究
	地域奨励賞	**村上 茂** 福井県立大学生物資源学部特命教授	海藻を活用した健康長寿の実現と地域活性化の取り組みー未利用海藻の機能性評価研究と製品応用
第 22 回 2023	杉田玄白賞	**中島滋** 文教大学学長	ヒスチジンの抗肥満および抗酸化作用に関する研究
	奨励賞	**小栗靖生** 京都大学大学院農学研究科助教	食品・栄養因子を介した熱産生脂肪細胞の新規調節機構の解明および生活習慣病への応用
	地域奨励賞	**松川雅仁** 福井県立大学海洋生物資源学部教授	福井県若狭地方に育まれた水産物の加工技術の科学的検証とその応用への取り組み

特定非営利活動法人杉田玄白・小浜プロジェクトの歩み

2019 年 8 月 7 日／杉田玄白ミュージアム(仮称) を目指す特定非営利活動法人「杉田玄白・小浜プロジェクト」設立。

2020 年 8 月 1 日／小浜市まちの駅に玄白関連資料の展示施設「杉田玄白ラボ」を開設。

2020 年秋／福井県“ワクワク・ドキドキ”新幹線開業アイデアコンテスト“に採用され、5 年間の活動補助金受給が決定。

2021 年 1 月 26 日／第 1 回杉田玄白講座「明智光秀も知っていた越前朝倉家の薬･セイソ散」（石川美咲 福井県立一乗谷朝倉氏遺跡資料館（現博物館）学芸員)、「セイソ散の薬用成分と薬効について」（渡邊英明 福井県立一乗谷朝倉氏遺跡資料館（現博物館）学芸員)、「杉田玄白先生を巡る 2 つの薬～テリアカと昇禾水～」（山村 修 福井大学医学部准教授）

8 月／プロモーション映像「杉田玄白―近代医学のパイオニア」発表（YouTube で視聴)。

10 月 30 日／第 2 回杉田玄白講座「小浜藩医　杉田玄白～事績と人としての魅力」（有馬香織 福井県立歴史博物館 学芸員）

11 月／「養生七不可指南書」を作成、ホームページに掲載を開始。

11 月 10 日／特例認定特定非営利活動法人杉田玄白・小浜プロジェクトに認定される。

11 月 20 日／新作落語 : 桂福丸「小浜の玄白」発表会（旭座)。

この年　彫刻家 西村公泉氏より「風神息吹像」の寄付を受け食文化館に展示。現在は、小浜市文化会館に展示。

2022 年 3 月 3 日／ 100 年フード認定 2021(100 年フード有識者委員会　文化庁）に「若狭おばま醤油干し」を本法人が申請し認定される

7 月 2 日／新作落語 : 桂あやめ「養生七不可」発表会（旭座)。

11 月 5 日／第 3 回杉田玄白講座「ガン患者がモンブラン登頂を目指す」（浜崎博京都薬科大学名誉教授）

2023 年 7 月 2 日／新作講談 : 旭堂南海「『解体新書』誕生す！」発表会（旭座）

11 月 5 日／第 4 回杉田玄白講座「食文化都市の推進に向けた腸から始まる健康作り」（内藤裕二 京都府立医科大学教授）

養生七不可指南書

杉田玄白に学ぶ長生きの秘訣

2024年6月30日　初版第1刷発行
2024年9月5日　初版第2刷発行

編　者：特定非営利活動法人杉田玄白・小浜プロジェクト©
発行人：小西淳二
発　行：特定非営利活動法人杉田玄白・小浜プロジェクト
福井県小浜市小浜神田59番地
電話 0770-52-0200
https://sugita-genpaku.com/
発　売：株式会社晃洋書房
〒615-0026　京都市右京区西院北矢掛町7
電話 075(312)0788　FAX 075(312)7447
振替口座 01040-6-32280

ISBN：978-4-7710-3859-2

組版・装丁：緒方徹（モノグラフ）
編集協力：青紘社
印刷・製本：亜細亜印刷㈱